SUPER VIVIR

CARLOS STRO RICARDO STRO

SUPER VIVIR

VUELVE AL ORIGEN Y RECUPERA TU SALUD

Reconecta con la naturaleza
y aleja la enfermedad

Grijalbo

Papel certificado por el Forest Stewardship Council®

MIXTO
Papel | Apoyando la silvicultura responsable
FSC® C117695

Penguin Random House Grupo Editorial

Primera edición: noviembre de 2022
Séptima reimpresión: agosto de 2025

Travessera de Gràcia, 47-49. 08021 Barcelona

Printed in Spain – Impreso en España

ISBN: 978-84-253-6219-4
Depósito legal: B-16.628-2022

Compuesto en M. I. Maquetación, S. L.
Impreso en Talleres Gráficos Soler
Esplugues de Llobregat (Barcelona)

GR 6 2 1 9 A

ÍNDICE

CAPÍTULO 1

¿QUÉ ES LA SALUD?

UN CAMBIO EN LA MANERA DE PENSAR

La vida es un milagro que implica la mayor de las responsabilidades. Treinta y siete billones de células (un microcosmos de seres vivos) dependen de las decisiones que tomas en cada momento. Trata de reflexionar sobre esta enorme dosis de realidad por un instante. ¿Qué no harías por tus hijos, por tus padres y por tus otros seres queridos? Las células de tu cuerpo son individuos con pleno derecho. En condiciones adecuadas, algunas de ellas se pueden extraer, llevarse a un laboratorio y cultivarse. Allí estarían perfectamente bien. Vivirían un tiempo, se reproducirían, dando lugar a células nuevas, y cumplirían con sus funciones hasta el momento de su muerte. Millones de ellas mueren y nacen cada segundo dentro de ti. Si te detienes a reflexionar, te darás cuenta de la verdad que se halla en un texto escrito hace miles de años conocido como *Tabla de Esmeralda,* atribuido a Hermes Trismegisto, que comienza con esta triple afirmación:

> Verdadero, sin falsedad, cierto y muy verdadero:
> lo que está abajo es como lo que está arriba,
> y lo que está arriba es como lo que está abajo,
> para realizar el milagro de la cosa única.

Este texto, que hay quienes afirman que podría tener hasta treinta y seis mil años de antigüedad, influyó en el trabajo y en la vida de grandes personajes, como Isaac Newton, san Alberto Magno o, más recientemente, el médico psiquiatra Carl Gustav Jung. Leerlo al completo y buscar más allá de su significado literal, que es el menos importante, nos permite tomar conciencia de que vivir bien es un arte y, como tal, debemos convertirnos en artistas. No sucederá de la noche a la mañana, por supuesto, pero todo comienza con un cambio en la manera de pensar.

Estas primeras frases de la *Tabla de Esmeralda* tratan de dos planos que se ponen en relación: arriba y abajo, cielo y tierra, ser humano y célula. Todo es lo mismo y uno a la vez. La parte nunca podrá ser comprendida sin el todo. Pero esta idea de la *Tabla de Esmeralda* no es distinta de la que aportan otros textos también antiguos; por ejemplo, al comienzo de la Biblia, el Génesis nos cuenta que Dios hizo al hombre a su imagen y semejanza. De nuevo, aparece la idea de que lo de arriba es exactamente lo mismo que lo de abajo y viceversa, aunque estén en niveles completamente diferentes.

Tus células, por tanto, tienen también su Dios, y eres tú. De ti dependen las influencias de «lo alto» que reciben en cada momento. De ti depende la luz que las baña, el oxígeno y otras partículas presentes en el aire que reciben o los nutrientes con los que trabajan. Como lo de arriba es igual que lo de abajo, en ocasiones es más fácil estudiar el mundo celular y aplicarlo al nuestro, y en ocasiones es al contrario. De esta manera, aumentando el nivel de consciencia convertirás tu vida en una que merezca la pena ser vivida, y con ello pagarás la deuda de tu existencia.

Este libro supone un reto. Estamos acostumbrados a profundizar en los mecanismos biológicos y bioquímicos detrás de cada afirmación que escribimos. No lo haremos aquí, ya que para eso están los artículos de nuestra página web. En cambio, a lo largo de estas páginas, vamos a proponer fragmentos e ideas que probablemente supongan un choque para ti si es la primera vez que nos lees. El objetivo principal es triple:

- Tratar de desmontar los dogmas de salud existentes en tu modo de pensar.
- Despertar tu curiosidad en las partes más elevadas de tus centros mental, emocional y motor-instintivo.
- Proporcionarte herramientas que te servirán como punto de partida si deseas una vida saludable y longeva, así como mantener la enfermedad a una distancia prudente.

Y es que existen muchos dogmas arraigados en la sociedad. Cuando echamos un vistazo a la historia, no podemos evitar llevarnos las manos a la cabeza con las atrocidades que se han cometido en nombre de la ciencia. Grandes y respetados individuos padecieron un auténtico calvario durante toda su vida por defender sus descubrimientos astronómicos, médicos o matemáticos. A menudo, fueron apresados y torturados bajo el pretexto de atentar contra el dogma vigente. Lo que muchas veces no comprendemos es que lo que parecen historias antiguas propias de bárbaros y humanos poco evolucionados está sucediendo también en el presente. Simplemente, los dogmas cambian su apariencia, crean la ilusión de que todo va bien y destruyen la perspectiva necesaria. Los seres humanos modernos nos sentimos superiores, más evolucionados, justos y respetuosos con nuestros semejantes, pero se nos olvida que acabamos de salir del siglo más sangriento de nuestra historia, con dos guerras mundiales, y que estamos empezando el nuevo con una tercera en la recámara.

Por definición, un dogma es una creencia incuestionable. Para tumbarlo, se necesita un aporte muy consistente de pruebas sin error, durante muchos años, en sentido contrario. Aquellos que lo hacen con frecuencia son ridiculizados por sus contemporáneos y por sus colegas de profesión. Si tienen éxito, pasarán a la historia como personajes importantes en algún área del conocimiento, pero el precio que pagan en vida suele ser demasiado alto, por lo que se requiere de un enorme compromiso. Seguro que te vienen a la mente nombres como Galileo o

Copérnico, pero también Giordano Bruno, a quien, después de pasar casi una década en prisión, quemaron en la hoguera el 17 de febrero del año 1600 por su «carácter rebelde»: defendía que la Tierra no era el centro del sistema solar y que el universo era infinito, con un sinnúmero de mundos en los que podría haber vida inteligente.

No tenemos que ir muy lejos para encontrar ejemplos más actuales. Ahora mismo, la Organización Mundial de la Salud (OMS) y otras instituciones con gran impacto en las políticas de salud y nutrición catalogan al sol, al beicon o al jamón dentro de los 121 agentes carcinógenos del grupo 1, en el que también se encuentra el plutonio. Citando textualmente, consideran que estos productos «causan cáncer a los humanos». La carne roja está incluida en el grupo 2A como alimento que «probablemente causa cáncer a los humanos». De igual manera, es un dogma que el colesterol y las grasas saturadas provocan enfermedades cardiovasculares, que los carbohidratos son imprescindibles en nuestra alimentación o que las frutas y las verduras son los alimentos más saludables. Todo esto son dogmas o creencias que nadie pone en duda, pese a no contar con ningún tipo de base científica que los sustente. Pero lo cierto es que el sol es la mejor de las medicinas; el beicon y el jamón son alimentos excelentes; el colesterol y las grasas saturadas no solo no causan enfermedad, sino que resultan imprescindibles para la vida; los carbohidratos son prescindibles y las frutas y las verduras son excelentes para dar colorido al plato. Si cualquiera de estas afirmaciones te resulta extraña, te pedimos un voto de confianza antes de que saques tus propias conclusiones.

La palabra griega original que aparece en la Biblia y se tradujo por 'arrepentimiento' era «metanoia». Una traducción más precisa sería 'cambio de mente'. Decía el doctor Maurice Nicoll, colega y contemporáneo de Jung, que el trabajo sobre uno mismo comienza por librarse de la propia mente. «Meta» significa 'más allá', y «noia», 'mente'. Para evolucionar y adquirir una nueva mentalidad, primero es preciso salir de lo que se cree conocer. A su vez, la palabra «pecado» también se tradujo incorrectamente. Lo que significa en realidad la palabra original es 'no dar en el blanco'. La expresión «arrepentirse del pecado» hace referencia, entonces, a un cambio en la manera de pensar para así lograr una meta real. Cuando alguien se plantea el objetivo sincero de cuidar el universo que lleva dentro, debe comenzar por cambiar su mente, destruir los dogmas y abrazar una nueva realidad.

Como dice el doctor Guillermo Rodríguez Navarrete, los alimentos que da la naturaleza proporcionan salud; los que produce el hombre, dinero. Comencemos entonces eliminando al intermediario, que se mueve por intereses que nada tienen que ver con los tuyos. Este es, sin duda, un ejercicio muy sano.

LAS ENFERMEDADES DE LA CIVILIZACIÓN Y LOS GENES

Mucha gente piensa que la salud es cuestión de buena o mala suerte, que los genes lo determinan todo desde el momento de la concepción. Según esta visión, nada se puede hacer, salvo caminar por la vida con los dedos cruzados. Cuando una persona enferma de gravedad, no quiere imaginar ni por un solo instante su parte de responsabilidad. Echar la culpa a la providencia resulta más tranquilizador. Lo cierto es que, si existe un problema genético real, desgraciadamente este se va a padecer desde el comienzo de la vida. No obstante, las enfermedades genéticas son una excepción y desde los primeros años son nuestros hábitos los que determinarán la calidad de nuestra existencia.

Tus genes están escritos en piedra y debes convivir con ellos desde el día uno hasta el final. Siguiendo el patrón de viejos chistes malos, tenemos dos noticias para ti, una mala y otra buena:

- La mala noticia es que tus genes no son nada compatibles con la vida occidental y que esta incompatibilidad puede ser extrema; en ciertos casos, incluso desemboca en una muerte prematura durante las primeras décadas de vida. Cada vez se ven más casos de infartos o cáncer en personas demasiado jóvenes, lo que da la falsa sensación de que ciertos genes predisponen a afecciones graves concretas. Sin embargo, lo que nadie parece sospechar es que la realidad es muy diferente; resulta ingenuo creer que la naturaleza se equivoca. Esos genes no son malos *per se,* puesto que supusieron una ventaja en algún momento de la evolución humana, cuando el hábitat en el que vivíamos era muy diferente al actual.
- La buena noticia es que podemos modificar las condiciones de nuestra existencia de manera relativamente sencilla para interpretar las instrucciones del ADN de la manera correcta. Te mostraremos cómo.

Las enfermedades que causan estragos en el mundo moderno se denominan enfermedades neolíticas o enfermedades de la civilización. Los infartos son la primera causa de muerte en la actualidad y el cáncer es la segunda. Enfermedades extremadamente raras antes del siglo XX, como la diabetes o el alzhéimer, son una plaga que crece sin descanso. No nos cansaremos de repetirlo: tienen que ver con la incompatibilidad de nuestros genes con la tecnología, con la luz artificial y con los comestibles procesados inventados por el ser humano. Pronto lo comprenderás.

No es fácil superar los viejos dogmas. La propaganda ha calado fuerte en la humanidad. Ya nadie quiere hacerse responsable de la salud, así que la delega en el sistema. La gente acude nerviosa a la consulta médica y sale aliviada con la receta ignorando que la empresa farmacéutica no quiere poner fin a su dolencia, sino volverla crónica y obtener rendimiento económico: «Me encontraba mal, pero me dieron estas pastillas y asunto solucionado». Solemos decir que, en el tema de la salud, se distinguen bien dos tipos de personas: la hipocondríaca y la ignorante ingenua. La hipocondría y la ignorancia son dos males a los que el conocimiento pone fin, lo sabemos de primera mano. Ahora bien, debes asumir responsabilidades y comenzar a reconocer que nadie va a cuidar de ti ni de los tuyos salvo tú. Es fundamental que comiences a adquirir los hábitos de los que te hablaremos en este libro.

SOBRE LA SALUD HUMANA

Existen multitud de factores que pueden lesionar nuestro organismo. Estas lesiones o afecciones son de dos tipos, y ambas pueden resultar fatales: agudas y crónicas. Las primeras tienen que ver con momentos puntuales, como una pierna rota a causa de un accidente o un proceso febril provocado por el virus de la gripe. Las segundas producen enfermedades crónicas. La medicina moderna es excelente para tratar las primeras y terriblemente mala para tratar las segundas. Ante un traumatismo o una hemorragia, tener un hospital cerca salva vidas, mientras que, si padeces diabetes o tienes placa arterial, el sistema es un auténtico desastre.

Las lesiones agudas son cuestión de mala suerte (o mala cabeza) en casi todos los casos. Las enfermedades crónicas tienen su origen en el estilo de vida. Nadie lo ha descrito de una manera más elegante que Hipócrates hace más de dos milenios: «Las enfermedades no nos afligen de la noche a la mañana. Se van desarrollando con los pequeños pecados diarios contra la naturaleza. Cuando se han acumulado suficientes pecados, las enfermedades aparecen de repente». Calificado como una de las figuras más destacadas de la historia de la medicina, catalogado por muchos como el padre de esta ciencia, Hipócrates de Cos hizo de su profesión un Arte con mayúsculas. Al igual que Jesucristo fue tan importante que hoy en día el mundo sigue un calendario de acuerdo con su nacimiento, el médico de la antigua Grecia es reconocido como uno de los más grandes, a pesar de lo rudimentario de la medicina ancestral. Tanto es así que los principios éticos que guían al médico durante el ejercicio de su profesión se conocen como juramento hipocrático. Nosotros transformamos esta frase para que sea acorde a la realidad: el juramento hipocrático resume hoy en día algunos principios éticos que deberían guiar al médico durante el ejercicio de su profesión.

«No llevar otro propósito que el bien y la salud de los enfermos» fue la base del juramento que Hipócrates obligó a hacer a sus discípulos. Aproximadamente dos mil quinientos años después, la concepción del maestro griego continúa fundamentando la ética médica globalmente, al menos en teoría. La Asociación Médica Mundial, tras múltiples revisiones y enmiendas desde el año 1948, dio forma definitiva a una actualización del juramento hipocrático en lo que ahora se conoce como Declaración de Ginebra. Cualquiera puede leerla en internet. Lo cierto es que nos produce una enorme tristeza comprobar que ha quedado relegada a un mero formalismo del que todo el mundo se olvida rápidamente, lo que proporciona una tapadera ideal tras la cual se parapetan la industria farmacéutica y las élites que la manejan. Miles de médicos honrados han denunciado una y otra vez que lo que se enseña en las universidades, las materias y los libros está controlado por intereses que nada tienen que ver con la salud.

Lo cierto es que Hipócrates definió la enfermedad de manera muy precisa: una serie de pecados contra la naturaleza cometidos día tras día. Pero ¿cuáles son esos pecados que atentan diariamente contra el diseño humano? Todos ellos se reducen a uno: la desconexión con la Madre Naturaleza. Y no nos malinterpretes, nos referimos a una separación tanto metafórica como literal. Más adelante, veremos como el sencillo hecho de llevar un calzado aislante, ponerse unas gafas de sol, untar una crema en la piel o pasar demasiado tiempo dentro de casa priva a nuestras células de su nutrición esencial. No se trata de una hipérbole. La desconexión con la naturaleza es lo que provoca esas lesiones crónicas que dan lugar a enfermedades crónicas. Si te resulta difícil de creer, volvemos a pedirte un voto de confianza.

Theophrastus Bombastus von Hohenheim, más conocido como Paracelso, fue un médico y filósofo suizo. Nació el 10 de noviembre de 1493, tan solo un año después de que Cristóbal Colón llegara a América. Entre las anécdotas que se cuentan sobre él, una de las más destacadas es la de bautizar al zinc como zincum. Su vida y obra despertó la admiración de figuras de distintos siglos, como Giordano Bruno, quien lo comparó con Hipócrates, Leibniz, Goethe o Jung. Y no es para menos, pues fue un ejemplo de buscador incansable del conocimiento acerca del cuerpo humano y de la salud. Un rebelde con causa que no dudó en quemar los libros de Avicena y Galeno delante de la Universidad de Basilea, donde impartía clases. Murió joven, en 1541, en circunstancias misteriosas. Se había ganado demasiados enemigos por tratar de combatir viejos dogmas en medicina. Paracelso nos produce nostalgia al comprobar cómo ha cambiado la práctica de la medicina. ¡De qué manera se hubiera él rebelado contra quienes culpan hoy a la naturaleza de causar enfermedad!

«La naturaleza es el gran médico y todo hombre posee este médico en sí mismo», dejó en sus escritos. La naturaleza es ese gran laboratorio que creó la vida en la Tierra gracias a su interacción con la radiación inteligente que proviene del sol. Conocido por su temperamento, qué no hubiera dicho Paracelso contra aquellos que culpan al sol de producir cáncer y a una molécula esencial como el colesterol, que nuestras células, conscientes de su importancia, crean consumiendo grandes recursos, de causar enfermedades cardiovasculares. Nos maravillamos ante la sabiduría recogida en sus textos:

> «La naturaleza es el médico, no tú. De ella tienes que sacar, no de ti; ella confecciona las fórmulas, no tú. Procura enterarte de dónde están sus farmacias, dónde están escritas sus virtudes y en qué recipientes se guardan».

La codicia humana lo ha pervertido todo. La industria farmacéutica, a la que también debemos cosas buenas, se ha olvidado de nuestra salud para centrarse en su bolsillo. Fruto de su influencia en la educación del médico, no solo durante la carrera, sino también en lo que se conoce como educación médica continua, quienes se encargan de nuestra salud fomentan el miedo a la naturaleza. Cuando el paciente demanda respuestas con inteligencia a partir de las preguntas necesarias, el médico manifiesta su confusión. De esta manera, solo en el mundo moderno es posible que la vitamina D aparezca unánimemente en la literatura como una hormona esteroide necesaria para preservar la salud frente al cáncer y, al mismo tiempo, la radiación encargada de producirla en nuestro organismo, la luz ultravioleta, se considere cancerígena. Sócrates utilizaba la dialéctica para hacer reflexionar y aprender a su interlocutor. Tomémonos la licencia de recrear una posible conversación entre Sócrates y su médico, que, aun creyendo en los dogmas de la medicina moderna, se muestra receptivo:

—Doctor, ¿no es cierto que la vitamina D se produce en la piel de los seres humanos por el efecto de la radiación solar ultravioleta y del colesterol?

—Así es.

—¿No es cierto también, querido doctor, que tener bajos niveles de vitamina D es una característica común en los pacientes con cáncer, también en aquellos con cáncer de piel?

—Eso es lo que dice la literatura médica, efectivamente.

—¿Se puede obtener vitamina D de alguna otra fuente?

—Bueno, podemos conseguir un pequeño porcentaje de toda la vitamina D que necesitamos a través de la dieta.

—Esa dieta que usted propone para elevar los niveles de vitamina D de manera muy modesta solo sería posible, según tengo entendido, consumiendo animales, en especial pescado. ¿No es así, doctor?

—Cierto, solo los animales aportan la versión de la hormona que necesitamos, que es la D_3. Lo que aportan las plantas son pequeñas cantidades de vitamina D_2, que no es demasiado útil en nuestro organismo.

—Entonces, doctor, dígame si es correcto todo lo que voy a decir a continuación: la mayor parte de la vitamina D se genera a partir de la radiación ultravioleta, y una pequeña parte a partir de la comida animal. Asimismo, para producirla, debemos tener colesterol. Es decir, el colesterol es una molécula precursora de toda vitamina D, y además son moléculas prácticamente idénticas. También es cierto que es imposible padecer ningún tipo de cáncer con niveles elevados y adecuados de vitamina D, colesterol HDL y melatonina.

—La verdad, no sé qué decir. Lo que me indica es cierto, pero en la universidad me enseñaron que el sol produce cáncer y que el colesterol y la comida animal causan enfermedades cardiovasculares. Estoy un poco confuso.

—Le voy a contar algo muy curioso que leí en varias publicaciones científicas, mi buen doctor. Resulta que la melatonina es el antioxidante principal del cuerpo humano y depende directamente de la luz infrarroja del sol y de la luz ultravioleta.

—Bueno, permítame que interrumpa: la melatonina es la hormona de la oscuridad, y la luz del sol impide su síntesis. Eso me lo llevé de mis apuntes de la universidad.

—Tiene usted razón parcial y debo advertirle de que las verdades a medias suponen el mayor peligro. Verá, hay dos tipos de melatonina, y una se crea directamente con luz infrarroja del sol, especialmente al amanecer y al atardecer. Sin embargo, la luz ultravioleta genera mucha serotonina, y esta, al llegar la noche y como usted bien ha dicho, produce melatonina en la glándula pineal, que pasa a la sangre. Cuanta más luz ultravioleta, más serotonina, que se convertirá en melatonina por la noche.

—Interesante, ¿podría pasarme esos estudios?

—Por supuesto, mi querido doctor. Es importante que usted, que se dedica a cuidar de la salud de los pacientes, comprenda que el colesterol es el precursor no solo de la vitamina D, sino también de todas las hormonas sexuales, claves para la salud y la longevidad, y que tanto decaen a partir de los treinta y cinco años. Y debe saber que la luz del sol modula el sistema inmune y lo fortalece gracias a la vitamina D, pero también gracias a casi mil moléculas más que produce por su acción en el organismo. Por todo ello, no debe infundir temor por la naturaleza a sus pacientes, sino todo lo contrario.

—¿Cómo es posible que usted, siendo filósofo, sepa tanto de medicina?

—Precisamente porque la filosofía le es necesaria a la medicina. Una de sus ramas, la lógica, dejaría en evidencia, y de manera muy clara, la contradicción de que una molécula que producen las células del cuerpo, el colesterol o la estrella necesaria para que exista el sistema solar atenten contra la vida sin un motivo razonable que lo justifique. Debe encontrar otra explicación, otro culpable diferente al que señalan los dogmas médicos.

Sin duda, hemos disfrutado visualizando y escribiendo esta conversación imaginaria. Lo cierto es que, a lo largo de nuestras investigaciones, hemos comprobado que casi todo lo que nos han dicho sobre la salud es una mentira de proporciones épicas. De hecho, en la mayoría de los casos, es más sabio seguir el consejo que proporcionan organismos como la OMS... justo al revés. Sospecha de quien te aleja de la naturaleza para acercarte a lo que te vende. Un ejemplo de manual son las estatinas, el fármaco diseñado para destruir el colesterol en el cuerpo. Hemos escrito cientos de páginas en nuestra web sobre el fraude de los estudios en contra del colesterol y sobre aquellos ensayos clínicos que pretendieron demostrar la eficacia de este absurdo fármaco. Las estatinas pueden describirse como una sustancia que va en contra de la acción de las células.

NO SE PUEDE JUGAR CON EL DISEÑO HUMANO

El 2006 fue un año complicado para la mayor empresa farmacéutica que el mundo ha conocido. La patente de Lipitor, que reducía el colesterol considerado malo, estaba a punto de expirar. Con una facturación de trece mil millones de dólares en 2006, fue el medicamento más vendido en la historia de la industria. Cuando una compañía pierde la exclusividad sobre un medicamento, las versiones genéricas, con un coste de hasta un 80% menos, inundan el mercado. Incluso los principales periódicos en España se hicieron eco de la noticia. En previsión de tiempos difíciles para sus inversores, tenían toda la fe depositada en un fármaco que, al contrario que el Lipitor, elevaba el colesterol considerado bueno. Y es que la medicina moderna, en su tremenda ignorancia, clasifica al colesterol en dos bandos opuestos: el malo y el bueno. El asunto es que, cuando viaja en una partícula LDL (lipoproteína de baja densidad), el colesterol se conoce como LDL-C (malo), mientras que, cuando el colesterol es transportado por una HDL (lipoproteína de alta densidad), se conoce como HDL-C (bueno). Lipitor impide la producción de colesterol haciendo disminuir los niveles de LDL-C. Su nuevo fármaco, Torcetrapib, estaba enfocado en elevar el HDL-C. Sin embargo, para los que nos dedicamos al estudio de la bioquímica y de la biología, designar a la misma molécula como buena o mala dependiendo de la partícula en la que viaja por la sangre nos parece una locura contradictoria.

La compañía, por el contrario, se las prometía muy felices. Ya había conseguido que Lipitor fuese el medicamento más vendido de la historia con base en una mentira, pues el colesterol ocupa el 70% de la estructura del cerebro, por lo que una de las mayores ilusiones del ser humano es creer que es el responsable de la principal causa de muerte. Además, en aquel momento, sus esperanzas estaban puestas en que Torcetrapib tomara el relevo. Su nuevo fármaco estaba en la fase tres de seguridad de su ensayo clínico y muy cerca de recibir la aprobación para salir al mercado por parte del organismo de regulación, la Administración de Alimentos y Medicamentos estadounidense (FDA por sus siglas en inglés). Sin embargo, tras invertir ochocientos millones de dólares en su estudio, tuvo que abandonarlo. El motivo fue que muchos de los pacientes que tomaban Torcetrapib con Lipitor murieron por la enfermedad que pretendían evitar. En su inocente pensar, era una idea genial mezclar un medicamento que hace descender los niveles del que consideran colesterol malo con otro que eleva el bueno. Por desgracia, sus resultados arrojaron un aumento del 60% en la mortalidad, además de suponer más problemas cardiovasculares para muchos de los que sobrevivieron al ensayo clínico.

Por suerte para la humanidad, el Torcetrapib jamás vio la luz. Hemos dedicado un año a la investigación de los ensayos clínicos con estatinas y lo hemos documentado en nuestra página web. El fármaco más vendido de la historia es un fraude que nada tiene que ver con la salud humana. El ser humano se ha desconectado de la naturaleza y no se puede confiar en la medicina para tratar las enfermedades crónicas modernas. Lejos quedan las palabras de los grandes médicos del pasado, personas como Hipócrates o el mismo Paracelso, quien dejó para la posteridad las siguientes palabras:

> El médico procede de la naturaleza, ella lo hace; solo aquel que obtiene su experiencia es un médico, y no aquel que con la cabeza y con ideas elaboradas escribe, habla y obra en contra de la naturaleza y sus peculiaridades. El médico no es más que el servidor de la naturaleza y no su dueño. Por eso corresponde a la medicina seguir la voluntad de la naturaleza. Los médicos no deben asombrarse de que la naturaleza sea más que su arte. Porque ¿qué alcanza a compararse con las fuerzas de la naturaleza? Quien no las ha recorrido no domina tampoco la medicina.

Hay que fijarse en la cantidad de veces que Paracelso hace referencia a la conexión con la tierra, a la observación y a la experiencia. Lo cierto es que una de las claves que vas a comprender a lo largo del tiempo que te lleve la lectura de este libro es que en el camino hacia nuestra salud debemos eliminar al intermediario. La mayoría de los medios que proporcionan alimento a las células son gratis. Si nos preguntas ahora mismo cuál es el antiinflamatorio más potente conocido, no vamos a nombrar ningún fármaco. Trataríamos de probar con hechos y literatura médica que se trata de descalzarse y pisar la tierra. Explicaremos los fundamentos de esta práctica en el capítulo 8, así que insistimos en que nos des un voto de confianza. «Los médicos no deben asombrarse de que la naturaleza sea más que su arte» son palabras con un significado profundo, pronunciadas hace siglos, que siguen hoy en vigor. ¿Por qué el sol es capaz de curar a un niño con raquitismo y pisar la tierra proporciona tantos beneficios descritos en la literatura científica? ¿Cuál es ese arte que practica la naturaleza del que hablaba Paracelso? Mostraremos ciertos fragmentos o porciones de ideas mayores que te harán reflexionar. Por supuesto, no hay interés en difundir estos conocimientos, pues ningún hospital ni empresa farmacéutica gana dinero cuando tú caminas sin zapatos por la tierra, ayunas, cambias la alimentación o haces ejercicio, por poner algunos de los ejemplos que vamos a explicar aquí.

A veces, sí se necesita la intervención de un médico; sin embargo, la mayoría de ellos se ven influenciados de manera indirecta por las farmacéuticas, de quienes depende la dirección de los hospitales. Un médico está obligado a recetar los medicamentos estándar para las diferentes enfermedades bajo amenaza de pérdida de licencia, por lo que debe seguir en todo momento los protocolos del hospital, sacrificando así una relación sincera y directa con su paciente. El neurocirujano Jack Kruse, a quien debemos gran parte de nuestro conocimiento actual, aconseja a sus colegas que trabajen por su cuenta y restablezcan esta conexión médico-paciente que nunca se debió perder. En otras palabras, eliminar al intermediario.

LOS TRES TIPOS DE ALIMENTO

Podemos encontrar una frase atribuida a Hipócrates en cualquier libro sobre nutrición que se precie, y decimos atribuida porque, hasta donde sabemos, no se encuentra en ninguno de sus escritos:

> Que tu alimento sea tu medicina y que tu medicina sea tu alimento.

Nosotros vamos a darle nuestra propia interpretación tratando de unificarla con un conocimiento que data de una época mucho más antigua que la suya. Lo cierto es que el médico griego le daba una gran importancia a la dieta. En su texto *De alimento* leemos:

> En la comida se puede encontrar excelente medicina, en la comida podemos encontrar mala medicina; bueno y malo son relativos.

La alimentación y el estilo de vida pueden nombrarse con un único vocablo griego: διαιτήμασί. En español, se ha traducido como 'dieta', pero realmente significa 'modo' o 'régimen de vida'. Hipócrates también incluía en este concepto el ejercicio, un hábito que consideraba muy importante, e hizo referencia a los beneficios de caminar después de las comidas.

En efecto, sabemos que el mejor remedio para curar la enfermedad es cambiar la dieta; es decir, modificar los hábitos que conforman el estilo de vida. También nos consta que es muy difícil recuperar la salud en el lugar donde se ha perdido. Por tanto, se vuelve necesario otro ambiente, lo cual puede ser difícil, pero, como escribió también con sabiduría el médico griego, «si alguien desea una buena salud, primero debe preguntarse si está listo para eliminar las razones de su enfermedad. Solo entonces puede recibir ayuda».

La mejor manera de nutrir tus células es proporcionarles el alimento correcto a la vez que bloqueas su acceso al dañino. Las especies vivas llevan poblando la Tierra desde hace unos tres mil quinientos millones de años y, durante todo este tiempo, astronómicamente imposible de comprender por la mente humana, la vida siempre ha estado conectada a la naturaleza. Nunca ha sido necesario explicarle a ningún ser vivo qué comer, cuántas veces al día o cuánto tiempo puede exponerse al sol. Esto ha cambiado en apenas ciento cincuenta años. Existe una raza a la que ahora es necesario enseñarle cómo nutrirse: la nuestra. El gran cerebro que poseemos nos ha permitido romper con las reglas de nuestro diseño por primera vez en la historia. Y, a causa del imparable avance de la tecnología, se han incorporado tantas variables que ya no sabemos cuáles son las que nos enferman, nos sanan o nos dejan igual. Al domesticarnos, hemos perdido el instinto animal que nos trajo hasta aquí. Hay quienes dudan de si una dieta carnívora es mejor que una vegetariana o vegana sin tan siquiera darse el tiempo suficiente para probarlas y formarse una opinión propia a través de la experiencia. Por suerte, trataremos de aclarar lo máximo posible en este libro.

Los verdaderos sabios antiguos nos enseñaron que había tres tipos de alimento, y los sabios modernos se encargaron de mantener intacto ese mensaje para que llegara hasta nosotros. Por orden de menor a mayor importancia, son estos:

1. Alimento ordinario; el que conocemos como comida.
2. Aire.
3. Impresiones del mundo exterior.

Una persona delgada puede pasar un mes sin comer antes de morir y probablemente sobreviva cuatro o cinco minutos sin aire, sin oxígeno. Pero, si dejara de recibir toda impresión del mundo exterior, estaría muerta de inmediato. Resulta sencillo imaginar lo que nos sucedería si de pronto no pudiéramos acceder a la realidad por medio de ninguno de nuestros sentidos.

Además, esta antigua enseñanza nos muestra que estos tres alimentos componen una sinfonía que nuestras células interpretan a la perfección. Es fácil darse cuenta de la manera en la que el alimento ordinario y el oxígeno están relacionados, pues este átomo es el aceptor final de los electrones de la comida en las mitocondrias para la producción de energía celular y agua: es la razón por la que respiramos. Teniendo en cuenta que el sol se incluía en el alimento de las impresiones, también podemos hacernos una idea de cómo influye en los otros dos. Cómo reaccionamos a los eventos del exterior es de suprema importancia para nuestras células. Imagina que estás comiendo algo delicioso en el momento en que recibes la peor noticia de tu vida. Es fácil suponer que, en cuestión de un segundo, esta impresión induciría una respuesta hormonal que destruiría el apetito, provocaría náuseas e incluso conseguiría que llegases a odiar para siempre ese alimento que tanto te gustaba. Ese es el poder de las impresiones que recibimos. Y esa es la importancia de los tres tipos de alimento en el organismo.

Por ello, a lo largo de los capítulos, haremos referencia una y otra vez a estos alimentos. Los tres quedarán incluidos en nuestra dieta, en nuestros hábitos, y su calidad marcará la diferencia en lo que concierne a la salud y a la longevidad.

¿CONSTITUYEN UN ALIMENTO LAS IMPRESIONES QUE RECIBIMOS DESDE EL EXTERIOR?

El doctor Kenneth Walker, nacido en Londres en 1882, fue un reputado cirujano y autor de numerosas publicaciones y escritos. En uno de sus textos, que llegó a nuestras manos hace unos diez años, describe el profundo impacto que le produjeron las ideas transmitidas por un maestro armenio que explicaba que las impresiones del mundo exterior son todas ellas porciones de energía, nos lleguen en forma de ondas de luz que atraviesan la piel y la retina, de ondas sonoras que nuestro cerebro codifica o de rayos de calor que golpean la piel. El doctor Walker se preguntó: ¿es justificable considerar las impresiones como alimento? Para responder, recordó una conferencia de Michael Foster en la que presentó el caso de un muchacho que padecía cierta enfermedad nerviosa que había destruido todas sus sensaciones táctiles, el oído y la vista de un ojo, y que de inmediato caía dormido cuando el otro ojo, el sano, se cerraba.

Cualquiera puede comprender hoy en día que el aire es un alimento de máxima importancia, necesario para generar energía en el organismo en conjunción con la comida. Resulta fácil comprender también que el sol, que forma parte del alimento de las impresiones que recibimos del exterior, es fuente de energía celular por muchos motivos. Primero, su luz es la que entrena nuestros ritmos circadianos y permite que nuestras células puedan sintetizar ATP (molécula energética por excelencia en el organismo) con la máxima eficacia. Segundo, los estudios de Gilbert Ling y Gerald Pollack nos enseñaron que nuestro cuerpo puede absorber la luz infrarroja y roja del sol para aumentar el poder reductor de nuestras células y que sean capaces de llevar a cabo más trabajo. Ciertamente, no cabe duda de que el sol es el alimento más importante, no solo para la especie humana, sino para toda vida en la Tierra. Si llegara a desaparecer, no solo la capa orgánica que habita la superficie del planeta, sino el planeta mismo desaparecería, quedando para siempre en el olvido en tan solo ocho minutos y treinta y dos segundos.

Pero ¿qué hay de las impresiones que recibimos a través de los órganos de percepción sensoriales? No es que sea un asunto clave para entender lo que queremos explicar aquí, pero ¿son más importantes que el alimento ordinario o que el aire, como afirmaba esta fuente de conocimiento antiguo? El doctor Kenneth Walker escribió lo siguiente:

> Si las impresiones fueran alimento, como yo estaba dispuesto a aceptar, así como existe la carne buena y la carne mala, también tiene que haber impresiones que sean adecuadas para el consumo humano e impresiones que no lo sean. Y hay que ver de qué miserables impresiones tiene que subsistir alguna gente, y particularmente la que vive en las grandes ciudades; impresiones que les llegan de sombríos callejones y de monótonas calles en las que se alinean casas tristes, todas ellas hundiéndose lentamente en la decadencia; de estrechos bloques de oficinas que ocultan el cielo y de chimeneas de fábricas que arrojan humo. No hay en ninguna parte nada fresco salido de la mano de ese sublime artista, la naturaleza; nada que no sean las obras chillonas y faltas de inspiración del hombre dormido... y entonces el verdadero significado de aquellas palabras que muchas veces debo de haberles dicho a mis pacientes se me presentó claramente: «Lo que usted necesita es un cambio de aires». No un cambio de aires, sino un cambio de impresiones era lo que necesitaban esos pobres pacientes. Cuando nos quedamos demasiado tiempo en un mismo ambiente, las impresiones que recibimos en él se debilitan y dejan de nutrirnos.

El cambio de aires del que hablaba el doctor Walker es, sin duda, un gran consejo que los médicos han dejado de dar. Cuando la enfermedad es grave, nadie puede recobrar la salud en el lugar en el que la perdió. Es necesario un cambio de impresiones, es decir, tanto de la calidad de la luz solar como de las demás que llegan por nuestros cinco sentidos.

Algo que reforzó nuestra opinión en lo referente a las impresiones como alimento clave para las células fue un estudio sobre la acción de la meditación en pacientes con enfermedades cardiovasculares. Hay mucha literatura sobre los beneficios de esta práctica, pero un estudio en concreto mostró de manera muy clara una disminución en los niveles de tres parámetros claves para la salud y la longevidad:

1. Niveles de insulina en sangre.
2. Hemoglobina glicosilada (da información sobre el nivel medio de azúcar en sangre durante los tres meses anteriores).
3. Niveles de glucosa en sangre.

Estos tres biomarcadores se encuentran elevados cuando se da casi cualquier enfermedad moderna, sobre todo en personas diabéticas. La conclusión de los autores fue rotunda: «La meditación puede modular la respuesta fisiológica al estrés a través de la activación neurohumoral, lo que puede ser un nuevo objetivo terapéutico para el tratamiento de las enfermedades coronarias».[1] Estas personas ya habían sufrido problemas cardiovasculares graves. Siguieron con su vida normal y lo único que cambiaron fue la práctica de un hábito que rebaja los niveles de estrés, al menos durante el tiempo que se practica. Si fuéramos capaces (lo cual es tremendamente complicado) de continuar con ese estado meditativo en medio de la vida moderna —es decir, de absorber las impresiones del mundo exterior de una nueva manera—, nuestros niveles de insulina y azúcar en sangre serían mucho mejores. Estamos convencidos de que muchas más funciones fisiológicas, más allá de las hormonales, experimentarían una mejora lo suficientemente importante como para alejar a las células de la enfermedad. Por tanto, no es la meditación o la oración en sí, sino la forma en la que digerimos las impresiones la que nos otorga la salud. Este ejercicio milenario tan solo es una herramienta para mejorar su calidad.

1. Sinha, S. S., A. K. Jain, S. Tyagi, S. K. Gupta, A. S. Mahajan, «Effect of 6 Months of Meditation on Blood Sugar, Glycosylated Hemoglobin, and Insulin Levels in Patients of Coronary Artery Disease», Int J Yoga. 2018 May-Ago;11(2):122-128. doi: 10.4103/ijoy.IJOY_30_17. PMID: 29755221; PMCID: PMC5934947.

En el mundo moderno, no vale con afirmar que tal o cual alimento es bueno para el corazón o para la memoria, no. Tampoco vale decir que el estrés produce enfermedad. Hemos perdido nuestro instinto y, como veremos, el ambiente en el que vivimos es totalmente artificial. Es necesario, entonces, definir de manera muy clara los tres alimentos y cómo afectan a la salud. Cuando nos equivocamos con el más importante de los tres, podemos apretar el acelerador del estrés, de las enfermedades cardiovasculares o del cáncer. Cuando consumimos con eficacia impresiones del mundo exterior, podemos ser más indulgentes con la comida, por ejemplo. Y, aunque no recomendamos comer de otra manera que no sea la más eficaz, es tan solo una constatación de la realidad.

¿QUÉ ES LA SALUD?

La realidad, la verdad sobre un todo es muy difícil de descifrar. Pero sí podemos conocer pequeños fragmentos de esa realidad. Estos son unos pocos.

- Cuando tus células —y muy especialmente las mitocondrias— tienen todo lo que necesitan para funcionar de manera óptima, la enfermedad no se puede desarrollar.
- La salud de tus células depende en exclusiva de la calidad de los alimentos que reciben.
- Tus células pueden recibir tres tipos de alimento:
  - El **alimento ordinario**, mediante el cual les aportas a tus células las grasas, proteínas, vitaminas y minerales que necesitan. Es el menos importante, aunque con esto no queremos decir que no lo sea, ya que los tres se encuentran interconectados.
  - El **aire**, que te permite digerir el primer alimento. La polución y los contaminantes presentes en el hábitat donde vives requieren que

tus células hagan un esfuerzo extra en la detoxificación. Es un círculo vicioso: cuantas más toxinas, más daño celular, menos capacidad para detoxificar. La calidad del aire es vital para la salud.

- Las **impresiones del mundo exterior**, que son el más importante de los nutrientes. Cómo reaccionas ante los diferentes eventos de la vida marca una gran diferencia en tus células. Es necesario que eleves el nivel de consciencia para apreciar, a través de los sentidos, las maravillas que das por sentadas en tu día a día. Este factor tiene una influencia directa en la longevidad. Aquí se engloba el alimento más importante de todos: la luz del sol.

No es posible abordar la salud humana desde un punto de vista parcial. Como bien sabían los antiguos, la parte no puede ser entendida sin el todo. Esta enseñanza y su símbolo más característico, el eneagrama (que nada tiene que ver con el de la personalidad, con el que se llenan libros hoy en día), rescatada por el maestro armenio G. I. Gurdjieff para la vida moderna, nos ofreció una oportunidad única para abordar el tema del bienestar del ser humano y los quintillones de seres vivos que lo habitan.

Es una novedad de este libro el tratar sobre la alimentación humana con base en estos tres tipos de alimento. Con el paso de los años y la adquisición de experiencia, nos hemos enfocado en la habilidad de hacernos cada vez mejores preguntas. ¿Cómo es la comida hoy en día respecto a la que forjó nuestros genes paleolíticos? ¿Cómo es el aire que respiramos frente al que propició nuestra aparición hace unos pocos millones de años? ¿Cuál es el ambiente de luz al que estamos sometidos y cómo afecta a nuestra biología? La salud implica darles a las células el alimento correcto y evitar el incorrecto. Es así de simple. Si hemos despertado tu curiosidad, es hora de comenzar a ofrecerte algunas respuestas.

¿A QUÉ DEBES PRESTAR ESPECIAL ATENCIÓN SI QUIERES VIVIR UNA VIDA ÚTIL Y LONGEVA?

La creación del universo supuso, en primera instancia, el génesis de infinitos mundos que denominamos galaxias. Gracias a la enorme capacidad del cerebro humano, hemos llegado a desarrollar métodos para observar que cada una de ellas tiene un número incomprensible de estrellas y aún mayor de planetas, muchos de ellos parecidos al nuestro.

Utilizando los principios de la ciencia moderna, sabemos que nuestra galaxia y nuestra estrella están sometidas a las mismas leyes que las que rigen las galaxias y estrellas más lejanas. Aplicando los principios herméticos de la *Tabla de Esmeralda,* también conocemos que, en aquellos lugares donde exista la vida tal y como la concebimos, las leyes que la gobernarán serán las mismas que las que aplican en nosotros. Como arriba, así abajo y viceversa.

Si ahondamos un poquito más, descubriremos que los principios biológicos que tienen lugar en las personas son los mismos que aquellos que posibilitan la existencia de plantas, algas, bacterias y seres vivos de todo tipo. Y así es, las especies que habitamos la Tierra compartimos genes y rutas metabólicas.

Volviendo a una escala mayor, en cada sistema solar hay un ente que gobierna por encima de todas las cosas. En el caso de nuestro mundo, el sistema solar, se trata del Sol. Por tanto, veremos que, efectivamente, la vida en el planeta está gobernada por el astro rey hasta un punto que ni siquiera podemos sospechar. Pero es tal su grandeza y su poder que la Tierra protege a sus criaturas modulando y filtrando su acción. Juntos, Sol y Tierra, conforman nuestro hábitat, lo que denominamos Madre Naturaleza. Desconéctate de ella y vendrá la enfermedad.

¿Cuál es el peligro que debes evitar primero y eliminar por completo? El enemigo de tu salud es el intermediario, que siempre tiene algo que venderte. Para llevar a cabo su codicioso plan, tratará de hacerte creer que es por tu bien. Debes repetirte un mantra: «Nadie debe interponerse entre la Madre Naturaleza y yo». Los peligros de la vida moderna son muy reales y pueden destruirte si no adquieres el conocimiento necesario. Por suerte, ahora estás leyendo este libro.

SUPER
VIVIR

CAPÍTULO 2

LOS RITMOS CIRCADIANOS

HAY UN TIEMPO PARA CADA COSA BAJO EL SOL

Reproducimos una frase bíblica que refleja una realidad biológica:

«Todo tiene su momento y cada cosa su tiempo bajo el sol».

¡Cuánto mejorarían nuestras vidas si comprendiéramos esta frase con todo nuestro ser! En la Tierra, estamos sometidos a ciertas leyes. A través del autoconocimiento, en el sentido que le daban los sabios verdaderos, podemos escapar de algunas de ellas, mientras que otras están grabadas a fuego en los cimientos de la vida. El mundo celular también está sometido a sus propias leyes. Una de las más relevantes consiste en repetir eternamente un patrón de veinticuatro horas que sirve para anticiparse a las condiciones del medio en el que viven. Las células no solo presentan ritmos diarios, sino mensuales, estacionales, anuales , pero de lo que vamos a hablar sobre todo es de lo que se conoce como ritmos circadianos, de veinticuatro horas. Las células no pueden escapar a esta ley y, sin embargo, la persona que las contiene ha creado unas condiciones que perturban su universo.

Debe haber un tiempo para el día y otro para la noche, que el ser humano ha convertido en días artificiales permanentes con la invención de la bombilla. Deben experimentarse los días largos y las noches cortas en ciertas latitudes, y también lo contrario. Hay un tiempo para pasar calor y un tiempo para pasar frío, y no debería haber una temperatura cómoda permanente. Debe haber un tiempo para comer y otro para ayunar, y hay quien come incluso cuando se despierta en mitad del sueño nocturno. También hay que respetar los tiempos para el descanso y el ejercicio, en contraposición al sedentarismo crónico moderno. Puede que no lo sepas, pero lo que conocemos como entrenamiento de los ritmos circadianos resulta clave para recuperar la salud perdida.

Jean-Jacques d'Ortous de Mairan fue un matemático y astrónomo francés que vivió en los siglos XVI y XVII. Hoy en día, la nebulosa De Mairan, visible cerca de la nebulosa de Orión, lleva su nombre en honor a su descubrimiento en 1731. Como todo buen científico, se dedicaba a observar la naturaleza. Un deseo de saber que la mayoría de los seres humanos hemos perdido lo llevó a realizar un experimento que daría lugar a respuestas muy interesantes. Observó que sus mimosas plegaban las hojas durante la noche. Cualquiera habría pensado que, simplemente, se iban a dormir. Sin embargo, él decidió esconder una de ellas de la acción del sol durante el día. Para su sorpresa, la mimosa continuaba plegando las hojas al llegar la noche, pese a que no podía conocer de primera mano si el sol ya se había puesto. Concluyó que las plantas debían de tener alguna forma de sentir la luz, aunque no la recibiesen. Aunque esto no es exactamente así, sentó las bases para futuros experimentos que terminaron por arrojar luz sobre este fenómeno.

Para darte una idea de lo que ocurre en realidad, podrías realizar el siguiente experimento:

- Encierra una mimosa en una caja hermética al aire libre, de tal manera que esté en oscuridad total.
- Sitúa una segunda mimosa sobre la caja, de manera que reciba toda la información de su ambiente.

Verás que, en efecto, las dos pliegan las hojas durante la noche y las abren durante el día, lo que puede dar la impresión de que conocen algún arte oculto que les permite percibir el medioambiente, aunque estén aisladas. Sin embargo, con el paso de los días, se observa cómo la planta que está en oscuridad permanente comienza a perder la sincronía, hasta que llega un momento en que pliega sus hojas cuando aún es de día fuera de la caja. Para ella, sigue habiendo un tiempo para desplegar las hojas y un tiempo para recogerlas. Sin embargo, sus tiempos están equivocados. Las células de la planta, privadas del sol, no son capaces de conocer la hora y regular sus funciones. Como consecuencia, morirá pronto.

Hoy en día, sabemos que las células de todos los seres vivos tienen unos genes muy especiales, llamados genes reloj, que gobiernan lo que hoy conocemos como ritmos circadianos. Sin embargo, los tiempos que marcan son distintos de veinticuatro horas. Típicamente, entre veinte y veintiocho horas. Para que estos relojes sean capaces de marcar la hora con precisión, deben sincronizarse con el ambiente. A esta sincronización la llamamos entrenamiento de los ritmos circadianos. A lo largo de los 3.600 millones de años de historia de la vida, jamás una sola célula ha perdido su sincronía, jamás sus genes reloj han sido engañados, hasta que el ser humano comenzó a modificar el ambiente para adaptarlo a sus propias normas, en lugar de seguir las de la naturaleza.

Existe una hora universal con la que los 7.500 millones de personas sincronizamos nuestros relojes. Así es como evitamos el caos en medio de la vida moderna. Los aviones despegan y aterrizan de manera coordinada, los trenes no chocan unos con otros, los semáforos se encienden y apagan en el momento exacto para evitar accidentes, llegamos a tiempo a nuestro lugar de trabajo o podemos quedar con nuestros amigos para comer a la hora acordada. De igual manera, las células deben sincronizarse con un mismo reloj para orquestar las reacciones celulares y su trabajo al servicio del organismo. En biología, decimos que las células deben decir la hora exacta en todo momento. No solo ellas, sino también toda la microbiota que habita en nuestros intestinos y, en general, en cada órgano del cuerpo, mucho más superiores en número. Esto pone de manifiesto tres ideas:

- La necesidad de un reloj de maquinaria precisa.
- La necesidad de un agente externo que ponga en hora dicho reloj.
- La maravilla del diseño de la vida.

Como así sucede, el reloj celular es el más perfecto conocido. Ningún invento humano ha superado a la naturaleza. Las diferentes especies, incluida la nuestra, vienen equipadas con una maquinaria extraordinaria, una obra de arte de ingeniería divina que debemos sincronizar en todo momento. La más mínima interferencia supone el desajuste del mundo celular. Como decíamos, durante los 3.600 millones de años que lleva la vida en el planeta, este reloj ha funcionado de manera impecable hasta el momento en el que comenzamos a intervenir. Tu trabajo ha de ser como el del sabio relojero al que le llevan una antigüedad para restaurar.

LOS AGENTES SINCRONIZADORES DE LOS RELOJES BIOLÓGICOS

¿Por qué todas las células de tu cuerpo tienen genes reloj? La respuesta, demasiado obvia, refleja la necesidad de que estas sean capaces de conocer la hora exacta en todo momento. Para que una célula sobreviva y prospere, debe adaptarse correctamente a su entorno. ¿Cómo ha diseñado la evolución los sistemas para sincronizar los relojes de las células en los seres vivos? La primera respuesta la encontramos, cómo no, en el objeto más brillante del firmamento.

El Sol irradia diferentes ondas electromagnéticas. En días de tormenta, podemos ver cómo se descompone su luz formando los siete colores del arcoíris. Uno de ellos, el azul, es el maestro sincronizador. Las células no solo detectan su presencia, sino su intensidad, que está relacionada con el número de fotones azules que reciben. De esta manera, con la salida del sol, el azul comienza a aparecer y a ganar intensidad hasta alcanzar su pico máximo en el mediodía solar, aunque esté nublado, llueva o nieve. A partir de ahí, decae hasta desaparecer por completo con la llegada de la noche.

Por motivos didácticos, en lugar de pensar en luz blanca, debes pensar en luz azul. Por ejemplo, los fluorescentes o la luz led fría presentan un pico predominante en el rango del azul que nada tiene que ver con el color blanco. Por eso, denominaremos «luz azul» a la luz que percibimos como blanca. El color blanco no corresponde a ninguna onda lumínica, no existen fotones de luz blanca. Las células de los ojos y de la piel, y esto es muy importante, están equipadas con receptores de luz azul, de modo que informan en todo momento al cerebro y al resto de los órganos de la hora exacta del día. Este es el diseño de la naturaleza. Los receptores reciben el nombre de «melanopsinas» y son proteínas unidas a una molécula especial de vitamina A llamada «retinal». Como ves, no es solo que esta vitamina sea buena para la vista (que lo es), sino que es fundamental para el entrenamiento de los ritmos circadianos y, por ende, clave para la salud. Nuestro organismo tiene métodos para detectar frecuencias visibles y no visibles emitidas por el Sol.

Sabemos que no te ha pasado desapercibido el asunto de la piel. Se trata de uno de los órganos más grandes del cuerpo, capaz de «ver» la luz azul (entre otras). Por tanto, el poner en hora tus células también implica exponer la piel sin ropa a las condiciones ambientales, al aire libre. Hablaremos de ello. ¿Cómo es posible que órganos y tejidos tan diferentes como la piel, la retina, el tejido adiposo, los vasos sanguíneos o el cerebro detecten tanto la presencia de luz azul como su intensidad? Esta es la pregunta que debes hacerte si quieres crear tu propia salud.

¿Cómo afecta la luz azul a nuestro organismo teniendo en cuenta todos los órganos que sabemos que la absorben y la interpretan? ¿Quiere decir esto que la destrucción de los ritmos circadianos es la causa principal de las enfermedades metabólicas, empezando por la obesidad? No tenemos ninguna duda. El descubrimiento de estos receptores denominados «melanopsinas» en el sistema circulatorio ha pasado completamente desapercibido para la medicina. Hoy se sabe que la luz azul ejerce un poderoso efecto en la relajación de los vasos sanguíneos, por lo que la circulación de la sangre está también sometida a las leyes dictadas por los ritmos biológicos. ¿Cómo puede ser que nadie te haya contado esto? Todas estas cuestiones implican que debes cambiar tu manera de pensar, porque lo cierto es que no solo ves colores a través de los ojos.

Lo que debes comprender ahora es que precisamente los ojos y la piel deben considerarse relojes que, en lugar de funcionar con pilas o con cuerda, lo hacen con luz azul. Son una especie de paneles solares que informan al cerebro de la hora que es en todo momento gracias a la intensidad de este tipo de luz presente en un instante dado. El tejido adiposo es el encargado de secretar una hormona llamada «leptina», que es la reguladora del metabolismo energético. El receptor de la leptina está situado en el cerebro, en el hipotálamo, que es el que se encarga de gobernar el resto de las hormonas del organismo, de modular el azúcar en sangre, de la temperatura corporal, la ingesta del alimento, la presión sanguínea y muchas más cosas relacionadas con el metabolismo.

¿Qué quiere decir esto fundamentalmente? El tejido adiposo es el almacén de energía (en forma de grasa) más grande de tu cuerpo. Secreta una hormona que indica al cerebro cuál es el estado energético de los treinta y siete billones de células que posees, y el hipotálamo actúa a consecuencia de este informe. ¿Qué tiene que ver todo esto con la luz? Explicado de manera muy sencilla, la leptina depende en primer lugar de la luz del sol, de si hay luz azul o no y de cuánta hay, de si es de día o de noche. De la leptina dependen el resto de las hormonas del metabolismo, incluidas la insulina y las hormonas tiroideas. Esta es la magnitud de la importancia del sol y de los ritmos circadianos en la salud.

VIVIENDO BAJO DOS PROGRAMAS COMPLEMENTARIOS

A vista de pájaro, pasamos a explicarte el planteamiento general de los programas biológicos de manera esquemática, para que comprendas la importancia del asunto:

1. Amanece. Si estás fuera durante las primeras horas de la mañana, mirando a la lejanía e idealmente con parte de tu piel expuesta a la luz natural, las células del cuerpo activarán con precisión milimétrica el programa diurno o programa de actividad. Implica la expresión de una serie de enzimas y hormonas que favorecen los procesos cognitivos, la actividad física o el metabolismo de la comida, entre otros miles de funciones, literalmente. Casi todos los compuestos bioquímicos de tu organismo presentan una oscilación circadiana que baila al son de los ritmos biológicos. El día es el momento del cortisol, de la insulina, de la serotonina o de la dopamina, por nombrar algunas de estas sustancias. ¿Significa esto que comer de noche supone una mala idea? La respuesta es un rotundo sí. Uno siempre debe ingerir alimentos cuando el Sol está presente en el firmamento.

2. Oscurece. Cuando cae la noche, desaparece por completo la luz azul del cielo. Esta señal provoca que las células abandonen el programa de actividad y pongan en marcha el programa nocturno o de mantenimiento, bajo el cual se llevan a cabo los necesarios procesos de reparación celular, muy especialmente la autofagia y la apoptosis, de los que hablaremos en el capítulo 5. El primero tiene que ver con el reciclaje y la eliminación de residuos biológicos e incluso órganos celulares completos, como las mitocondrias. El segundo favorece la eliminación de células disfuncionales que supongan algún peligro, como aquellas precancerosas. La autofagia y apoptosis dependen sobre todo de la melatonina; en otras palabras, dependen de que los ritmos circadianos marquen el

tempo correcto. La importancia del sueño está fuera de toda duda, ya que todo el mundo ha experimentado cómo se siente el día siguiente a una noche de mal dormir. Niveles bajos de melatonina, la hormona maestra de los ritmos biológicos, impiden un sueño reparador.

La destrucción de estos dos programas es la causa de las enfermedades de la civilización. Cuando las células no pueden sincronizarse con la naturaleza, con el sol, pierden la capacidad de expresar los genes necesarios para cada momento del día. Hay un tiempo para cada cosa bajo el sol, pero nadie sabe qué hora es. Otra frase bíblica consigue estremecernos: «Velad, porque no sabéis ni el día ni la hora» (Mt 25, 13), expresión que encierra múltiples significados.

Thomas Alva Edison convirtió el mundo en un día eterno. Su bombilla incandescente emitía luz azul que no estaba presente en el fuego que los humanos llevaban milenios encendiendo al caer la noche. Emergió la era de la electricidad, y la gente de las ciudades comenzó a estirar antinaturalmente los días en verano y, aún peor, en invierno, donde se necesitan noches largas, por lo que el programa nocturno de mantenimiento y reparación empezó a sufrir. En paralelo, tuvo lugar el surgimiento de ciertas enfermedades nunca vistas por los médicos hasta los albores del siglo XX; por ejemplo, la formación de la placa arterial y diversos tipos de cáncer. La poco eficiente bombilla incandescente se fue sustituyendo progresivamente por fluorescentes y, posteriormente, luces led.

Como consecuencia, estallaron al final las enfermedades de la civilización, algunas extremadamente raras en la historia, como el alzhéimer, el autismo y los procesos autoinmunes. Mucha gente busca la causa en el auge de la infame pirámide alimentaria oficial, en los procesados, cargados de carbohidratos refinados, y los (mal) llamados aceites vegetales. Si bien la alimentación de este tipo no ayuda absolutamente nada, la destrucción de los ritmos circadianos es el principal culpable de los hechos que acontecieron. ¿A qué se debe esto? Los fluorescentes y ledes emiten pura luz azul, que radia con más fuerza incluso que el azul del sol del mediodía.

Imagina incluso el mejor de los casos: a una persona le gusta estar en contacto con la naturaleza, así que un sábado cualquiera madruga para dar un paseo por la playa y después disfrutar de un día en familia. Horas después, sobre la hierba, disfruta de la mejor puesta de sol. La luz azul se desvanece y les indica a todas sus células que es hora de activar el programa nocturno para tener un sueño reparador. De vuelta al hogar, después de pasar un día realmente saludable, comienza a cometer pequeños errores que terminan por arruinarlo todo, de manera literal: enciende la luz de la cocina y la del cuarto de baño, pasa unos minutos con el teléfono subiendo las fotos del día a las redes sociales, utiliza la lámpara de la mesita para leer un libro y termina por abrir la nevera, con esa luz espantosa, para buscar algo de beber. De pronto, esa acumulación de luz azul, emitida después del atardecer y recibida por los receptores de los ojos y de la piel (recuerda que más órganos tienen melanopsinas), termina por arruinar su programa nocturno de mantenimiento y reparación. Repetido a lo largo de los años, forma parte de esa serie de pequeños pecados en contra de la naturaleza de los que hablaba Hipócrates, que sin duda terminarán por manifestarse en enfermedad. Las células, tremendamente confusas, no comprenden que después de que la luz del sol se apague por el oeste, de repente, sin aviso, regrese un día brillante como nunca antes experimentaron a lo largo de los 3.600 millones de años previos. Y es que en las células humanas están programadas rutas muy antiguas que heredamos de un ancestro común.

El horror de la situación, del que las enfermedades modernas son un fiel reflejo, se perpetúa con la vida en interiores durante el día. Así, también se acaba arruinando el programa diurno. La manifestación del problema puede comenzar con fatiga crónica, alteración del sueño, cambios en el panel hormonal, niebla mental, falta de concentración y un largo etcétera.

ZEITGEBER: LOS SINCRONIZADORES AMBIENTALES

La luz azul, tanto si proviene del sol (excelente sincronizador) como de la luz artificial (terrible sincronizador), no es la única manera que tienen nuestras células de sincronizar sus relojes entre sí. La palabra alemana «Zeitgeber» se utiliza para designar todo elemento ambiental que pone en hora nuestras células. De esta manera, los principales Zeitgeber o agentes sincronizadores son tres:

- Luz solar.
- Temperatura ambiente.
- Comida.

Te contaremos que nuestros genes son especialmente amigos del frío, no solo porque se forjaron durante la última glaciación, denominada «glaciación Würm» o «Edad de Hielo», sino porque el frío desempeñó un papel clave en la supervivencia de nuestros ancestros. ¿Sabías que el frío aumenta los niveles de melatonina?

LA CRONOBIOLOGÍA

La cronobiología (de «kronos» 'tiempo', «bios» 'vida', «logos» 'tratado') es el estudio de la adaptación de los seres vivos a las variaciones cíclicas del ambiente que ocurren como consecuencia de los movimientos de nuestro planeta.

Estos cuatro puntos cambiarán tu vida para siempre:

1. Tu cuerpo tiene un reloj interno o endógeno, palabra que viene del griego y que significa 'que se origina o nace en el interior'.
2. El reloj biológico tiene un período diferente de veinticuatro horas.
3. La exposición a los agentes sincronizadores (Zeitgeber), como los ciclos de iluminación solar y de temperatura ambiental o el alimento, mantiene sincronizado el reloj biológico con el ciclo de veinticuatro horas del planeta.
4. Cuando tus células pueden decir la hora de manera precisa, envejeces más despacio.

Se denomina «reloj biológico» a todas y cada una de las proteínas que regulan la expresión de los genes conforme a las condiciones ambientales y al momento del día. Cuando estás en sintonía con la naturaleza o, dicho de otra forma, te encuentras conectado a ella, evitas el acortamiento de tus telómeros y vives más. Cuando te conectas a la tecnología y a la luz artificial, pierdes información, te deshidratas y destruyes la capacidad de trabajo celular. La naturaleza te proporciona unas instrucciones que debes descargar a cada segundo mediante la práctica de los hábitos que te vamos a explicar en este libro.

La vida está diseñada de manera perfecta: disponemos de una serie de genes reloj que se sincronizan con los agentes ambientales para que la vida pueda adaptarse a todos los lugares del planeta. La latitud en la que nos encontramos lo cambia todo. Gabón, Congo, Uganda, Kenia, Somalia, Indonesia, Ecuador, Colombia o Brasil son países que tienen territorio en la latitud 0. El ecuador los atraviesa. En esas condiciones, la luz del sol, presente doce horas diarias durante los trescientos sesenta y cinco días del año, es tremendamente estable y muy intensa. Nosotros vivimos en Asturias, al norte de España, en la latitud 43. Aquí, durante el invierno los días son muy cortos y las noches muy largas. Sin embargo, en junio hay luz azul presente en el cielo a las once de la noche. El límite extremo lo conforman los polos, en donde hay seis meses de día y seis de oscuridad ininterrumpida. La consecuencia principal de lo que te acabamos de contar es que, en la mayoría de los lugares del planeta, se experimentan las estaciones en plenitud. Por tanto, el sistema formado por relojes biológicos y Zeitgeber que los ponen en hora es extremadamente útil: la vida ha ingeniado un mecanismo válido para cada rincón del planeta, y es fácil que suceda lo mismo en el resto de los mundos que probablemente existan. Esta es la inteligencia del gran diseño: ritmos endógenos por una parte y sincronizadores externos por la otra.

LA FLEXIBILIDAD DE LOS GENES RELOJ

Como hemos dicho, existen genes que denominamos «reloj» porque son capaces de interpretar las circunstancias ambientales y dictar la expresión de miles de genes en cada célula en función del momento del día. Los genes reloj más estudiados son el Clock (elocuente nombre) y el BMAL1. Ya sabes que la luz azul es el principal Zeitgeber o agente sincronizador, aunque, como hemos dicho, la temperatura o la comida activan también los mecanismos de estos genes.

Tanto es así que, de acuerdo con el trabajo de Satchidananda Panda y su laboratorio en el Instituto Salk, la primera ingesta del día que no sea agua activará el reloj del hígado, y así permanecerá durante las siguientes doce horas. Esto significa que, si tomas un café a las siete de la mañana, cualquier cosa que ingieras a partir de las siete de la tarde atentará contra tus ritmos circadianos. Acorde a esta información, si una persona presenta arritmia circadiana y desea restaurar sus ciclos biológicos, resulta una buena idea que coma justo después del amanecer, tras exponer la piel y los ojos a la primera luz del día. Doble sincronización, doble beneficio.

No obstante, existen ciertas latitudes en el planeta Tierra que presentan poca información lumínica durante el invierno. Allí donde las horas de luz son escasas, el frío se convierte en aliado. La temperatura es un excelente Zeitgeber de los ritmos circadianos. Ya hemos dicho que el frío aumenta los niveles de melatonina, pero pronto descubrirás que también genera luz infrarroja en el interior de las mitocondrias. Gracias a esta particularidad, la exposición al frío permite contrarrestar los efectos de la falta de luz en las latitudes más altas del planeta.

La naturaleza lo tiene todo pensado. La destrucción de los ritmos circadianos produce arritmia circadiana y es un fiel reflejo de un problema que jamás había existido en la historia hasta que el ser humano alteró el ambiente al que expone sus células. En su tremenda arrogancia, atentó contra las leyes de la naturaleza y no supo reconocer su error. Mucha gente habla acerca de la importancia de la comida en los procesos de salud y enfermedad; sin embargo, poco foco se ha puesto sobre el verdadero problema: la arritmia circadiana. Un cuerpo capaz de reparar los daños del día de manera eficaz es resistente a la enfermedad, pero cuando las células no saben decir la hora no es posible tal reparación. Todo aquello que destruye la melatonina es un enemigo para nuestra civilización. La conexión a la naturaleza promueve la síntesis de esta hormona clave. La vida moderna, con días eternos y noches inexistentes, se ha convertido en un campo de minas y, por tanto, algunos de los hábitos que hoy consideramos normales, pero que son antievolutivos, deben modificarse. ¿Cuáles son estos hábitos? Te mostraremos todo lo que debes saber.

SUPER

CAPÍTULO 3

LA ERA ANTIGUA

EL ORIGEN DE LA VIDA

Verdadero, sin falsedad, cierto y muy verdadero: lo que está abajo es como lo que está arriba, y lo que está arriba es como lo que está abajo, para realizar el milagro de la cosa única. Y así como todas las cosas provinieron del uno, por mediación del uno, así todas las cosas nacieron de esta única cosa, por adaptación. Su padre es el sol, su madre la luna, el viento lo llevó en su vientre, la tierra fue su nodriza. El padre de toda la perfección de todo el mundo está aquí. Su fuerza permanecería íntegra aunque fuera vertida en la tierra.

Separarás la tierra del fuego, lo sutil de lo grosero, suavemente, con mucho ingenio.

Asciende de la tierra al cielo, y de nuevo desciende a la tierra, y recibe la fuerza de las cosas superiores y de las inferiores. Así lograrás la gloria del mundo entero. Entonces toda oscuridad huirá de ti.

Aquí está la fuerza fuerte de toda fortaleza, porque vencerá a todo lo sutil y en todo lo sólido penetrará. Así fue creado el mundo. Habrá aquí admirables adaptaciones, cuyo modo es el que se ha dicho. Por esto fui llamado Hermes Tres Veces Grandísimo, poseedor de las tres partes de la filosofía de todo el mundo. Se completa así lo que tenía que decir de la obra del sol.

Este críptico texto, atribuido como ya hemos dicho a un misterioso personaje, Hermes Trismegisto (el Tres Veces Grande), se escribió en un alfabeto desconocido pero similar al de la antigua escritura fenicia, en una tabla de un material verde conocida como *Tabla de Esmeralda,* con la supuesta intención de aclarar los grandes enigmas de la vida y de la creación a quienes sean capaces de desentrañar sus enseñanzas ocultas. El primer libro de las tres religiones monoteístas (cristianismo, judaísmo e islam), el Génesis, también trata de hacerlo con un texto bastante más desarrollado y literal. Pero, como la lectura de estos textos sagrados no parece calmar las ansias de un conocimiento más experimental y comprobable, pronto aparecen diferentes teorías en busca de una explicación algo más racional.

Según la teoría conocida como «abiogénesis», el origen de la vida surgiría a partir de materia inerte, bajo unas condiciones específicas, que darían lugar a simples compuestos orgánicos por generación espontánea. Defendía Aristóteles que toda vida era consecuencia de una fuerza vital, conocida como «entelequia», la cual insuflaba pneuma o alma a la materia inerte animándola. Sería Louis Pasteur el que acabaría por refutar esa visión, tan extendida y consolidada en el tiempo, con la realización de unos experimentos escrupulosamente bien diseñados con los que probó que los microbios se originaban a partir de otros microorganismos, no de la nada. La idea de la generación espontánea fue desterrada del pensamiento científico a partir de entonces y se aceptó de forma general que la vida solo puede surgir de otra preexistente, algo que por otro lado ya venía a decir el escrito antes citado: «Y así como todas las cosas provinieron del uno, por mediación del uno, así todas las cosas nacieron de esta única cosa, por adaptación».

Fuera como fuese, la Tierra, junto con el resto del sistema solar, nació hace unos 4.600 millones de años y, según las evidencias genéticas y los restos paleontológicos encontrados, los primeros seres vivos del planeta fueron las bacterias y las arqueas anaeróbicas, unos bichitos capaces de sobrevivir en ausencia de oxígeno en las extremas condiciones de un mundo primitivo. Estos seres desarrollaron una coenzima muy eficiente llamada «nitrogenasa», que propicia la síntesis de aminoácidos y que contiene molibdeno (Mo), un elemento indispensable en todo tipo de vida, especialmente en los mamíferos. El Mo en los océanos permitió una síntesis mucho más rápida de los aminoácidos, que conformaron los dos primeros reinos de la vida, lo que llevó a estos organismos fotosintéticos a reproducirse y evolucionar mucho más rápidamente.

El Mo es un precursor del ácido docosahexaenoico (DHA), un ácido graso poliinsaturado omega-3 que sería realmente esencial para la formación y función del sistema nervioso, en especial para el cerebro y la retina de nuestra especie, y cuyo origen podemos encontrar en las microalgas heterotróficas (que no pueden producir su propio alimento) fotosintéticas. El DHA suministra cantidades masivas de electrones a la célula, lo cual hizo posible que estos seres vivos antediluvianos utilizaran la energía en forma de luz que el rey Sol les proporcionaba, aumentando así su complejidad. Es gracias a la actividad de alguna de estas bacterias fotosintéticas como los niveles de oxígeno fueron aumentando progresivamente, al generarlo de manera indirecta como producto de desecho.

Hace unos dos mil millones de años, y coincidiendo con la aparición de células más complejas, las eucariotas, tuvo lugar un gran evento de oxidación que implicó un considerable incremento de los niveles de oxígeno en el planeta. La ciencia no sabe explicar la llamada «explosión cámbrica», en la que, prácticamente de la nada, aparecieron nuevas especies y organismos complejos, lo cual deja en evidencia en cierta manera la teoría de la evolución de Darwin. De hecho, muchos consideran incompatible este gran evento con las ideas del naturalista inglés. Cuando los paradigmas dogmáticos que reinan en un momento dado cuentan una historia, siempre hay unos pocos científicos que se acercan más a la realidad siguiendo otras líneas diferentes de investigación. Y este es el caso. Fue precisamente en el Cámbrico cuando aparecieron los seres pluricelulares y el primer cerebro. Debemos tener en cuenta que este órgano supone un hito único en la historia de la vida debido a su complejidad.

Y, antes del período Cámbrico, hace seiscientos millones de años, los registros geológicos muestran que hubo una gran cantidad de erupciones volcánicas que afectaron tanto a la química oceánica como a la atmosférica, lo que derivó en un segundo gran evento que precipitó la aparición de los primeros animales y en el que tanto la atmósfera como los océanos presentaban ya una composición de oxígeno más parecida a la actual. Durante esos seiscientos millones de años, los genomas animales sufrieron innumerables mutaciones, con una enorme variación en la composición y estructura de las proteínas. En cambio, la molécula DHA demostró ser tan útil que no necesitó modificar su forma ancestral, innovada cincuenta millones de años antes de la explosión del plancton a través de la fotosíntesis en el Cámbrico.

Existen pruebas evolutivas que apuntan a que la disponibilidad de DHA en la dieta es el factor limitante clave que determina el tamaño del cerebro. Las microalgas y el plancton se convirtieron en las fuentes originales de DHA en la dieta humana a través de pequeños crustáceos, como el krill o las gambas, y también por pequeños peces que se alimentan de estos. Más arriba en la cadena alimentaria, los peces carnívoros, como el salmón o el atún, se nutren a su vez de esos peces pequeños, lo que hace aumentar los niveles de DHA en sus tejidos y los convierte, por tanto, en una fuente potencial de DHA para nosotros. No resulta difícil llegar a plantearse que la extinción de los neandertales se debiera a un aporte insuficiente de DHA de los herbívoros de los que se alimentaban y a no tener acceso a una alimentación marina adecuada. Con un cerebro hasta un 10% mayor que el del *Homo sapiens,* nuestro predecesor consumía demasiados recursos que no podían reponerse, lo que deja sobre la mesa una teoría que explicaría su desaparición.

La estructura molecular única del DHA permite la señalización neuronal cohesiva organizada que caracteriza a una inteligencia superior. Debido a que la luz oxida fácilmente el DHA, molécula que resulta demasiado valiosa para el procesamiento de la información, la evolución nos incorporó dos vías de reciclaje: una situada en la vía retinal central y la otra en el hígado y el intestino. Una vida vivida en un ambiente contaminado de campos electromagnéticos aumenta los requerimientos de esta sustancia en el cuerpo. Por tanto, se vuelve imprescindible un suministro fresco continuo de ella para funcionar de manera óptima cuando el entorno de luz varía.

EL ORIGEN DE NUESTRA ESPECIE

El origen del ser humano, que podría remontarse dos millones y medio de años en el tiempo, va asociado indefectiblemente a la Madre Naturaleza. La interacción con el entorno se realizó a través de la adaptación al medio y a las condiciones de vida existentes por aquel entonces, sin intermediarios. La exposición al frío, los ayunos forzados, una vida activa en busca del alimento en pequeños grupos de tribus nómadas de cazadores-recolectores unidos en su lucha por la supervivencia, la recepción diaria de la información esencial de la luz del sol, con noches oscuras en las que la luna era el único faro, entre otros muchos factores, sentarían las bases a partir de las cuales se empezaron a forjar nuestros genes. Esto sucedió más de sesenta millones de años después del gran impacto de un meteorito causante de la exterminación de los dinosaurios (si damos por buena la principal hipótesis que así lo sostiene), la especie dominante del planeta en aquellos tiempos, cuando aún no existíamos.

Todas las criaturas que lograron adaptarse a las nuevas condiciones evolucionaron hasta nuestros días desarrollando los mecanismos epigenéticos necesarios que les fueron propicios en esas circunstancias. Todo ser vivo en la actualidad proviene de un antepasado que dio con la llave para sobrevivir en un escenario tan adverso. Nosotros no fuimos menos. Desde un punto de vista algo simplista, procedemos de la raza humana en su estado más puro, en el que la desconexión con el mundo que la rodeaba era prácticamente imposible. Desligarse de las condiciones naturales no era una opción. Los avances tecnológicos que se fueron sucediendo —hachas y lanzas de piedra, arco y flechas— y el dominio del fuego facilitaron la vida, y se coexistía en armoniosa integración en el hábitat de paisaje primigenio en el que había que desenvolverse.

En contra de lo que popularmente se cree, la longevidad máxima por aquel entonces no era inferior a la que se alcanza en nuestros días; restos humanos prehistóricos de ancianos así lo muestran. La esperanza de vida, en cambio, sí que era ostensiblemente menor. La falta de conocimientos y, por tanto, de la infraestructura y de los procedimientos adecuados para tratar las enfermedades agudas que predominaban, aquellas que se producen de manera repentina —como un catarro, una gripe, una fractura, infecciones transmitidas por animales, etc.—, era el motivo por el que resultaban letales en demasiados casos. Como ya hemos dicho, el mundo moderno cuenta con una excelente cualificación para tratar este tipo de afecciones, pero parece haber bajado los brazos o, directamente, dado la espalda a las enfermedades crónicas que se han extendido durante los últimos tiempos de forma alarmante y han llegado a convertirse en una verdadera epidemia.

Los conflictos que surgían por comida, refugio y demás intereses, bien fuera en el grupo o bien particulares, se solucionaban con demasiada frecuencia eliminando directamente el obstáculo que se interponía. Los signos de violencia encontrados en restos de cráneos perforados así lo muestran. Y el elevado índice de mortalidad en los nacimientos por las precarias condiciones sanitarias, debido a la falta de recursos y de conocimientos en términos de salud, no ayudaron precisamente a aumentar la esperanza de vida.

LOS CAZADORES-RECOLECTORES

Los hadza son una tribu de Tanzania, de las pocas que quedan ya en el mundo que mantienen un estilo de vida cazador-recolector, las condiciones originales de nuestra especie. En ciertos aspectos, es como disponer de una máquina del tiempo para viajar al pasado. Convivir con ellos una temporada supone remontarse a épocas en las que esa forma de vida era la única posible y nos ayuda a entender un poco mejor nuestros orígenes.

Tal y como cuentan las personas que han tenido ocasión de cohabitar con ellos (Jeff Leach, Anthony Gustin y Paul Saladino, según relata en su libro *The carnivore code* ('código carnívoro'), basan su dieta sobre todo en carne, anteponiendo las vísceras a la carne magra y aprovechando cada parte del animal. Nada se desecha. A todo se le encuentra una utilidad. Y esto es así a pesar de que el mundo globalizado, en su creciente industrialización —con sus autopistas, la explotación agraria con diferentes cultivos (maíz, cebollas...) y las tribus de pastores—, ha expulsado la caza mayor de sus tierras limitando enormemente sus recursos. Aun así, esta tribu no prioriza las plantas en su alimentación, lo cual parece tener todo el sentido: millones de años de evolución no nos han preparado para ello; a diferencia de los herbívoros, que han seguido un camino bien distinto, con varios estómagos y un tracto intestinal diseñado para lidiar con las múltiples toxinas (fitoalexinas, lectinas, oxalatos) que el mundo vegetal dispone para defenderse (aun de manera pasiva) de sus depredadores. Si bien es cierto que los hadza cocinan sopas con algunas raíces, que mastican antes de escupirlas, y recolectan pequeñas cantidades de bayas, de frutos del baobab y toda la miel que se encuentran durante sus incursiones, la disponibilidad de estos productos dista mucho de la capacidad ilimitada que encontramos en cualquier supermercado de nuestra zona.

Al contrario de lo que se pudiera pensar por la ausencia de fibra en su dieta, su microbiota resulta extremadamente variada y rica. Quizás beber del barro, no lavarse las manos, comer sin demasiada preocupación por la higiene y pasar casi todo su tiempo al sol tenga algo que ver. El trabajo de Jeff Leach mostró que comer productos procesados y beber refrescos azucarados apenas modificaba su microbiota intestinal. El doctor Jack Kruse explicó por qué, a diferencia de la población general, mantenían el intestino saludable a pesar de una mala alimentación ocasional:

el sol es el principal regulador, por encima del alimento ordinario, de las bacterias que pueblan nuestros órganos. Y los hadza pasan mucho tiempo al sol sin cremas solares ni gafas protectoras: sin intermediarios.

Hacen largas caminatas para conseguir algo que llevar a la mesa y suelen comer una vez al día (ayuno de veinticuatro horas) de manera pausada, compartiendo con el resto de la tribu tan importante evento. Esta es una imagen bastante alejada de la del ser humano moderno, capaz de engullir un plato precocinado calentado tres minutos en un microondas, sentado frente a una pantalla led de enormes dimensiones, ansioso por las tareas que aún le quedan por hacer.

> Toda la vida es una y todo lo que vive es sagrado.
> Las plantas, los animales y el hombre,
> todos deben comer para sobrevivir y nutrirse unos a otros.
> Bendecimos las vidas que han muerto para darnos esta comida.
> Comamos conscientemente, resolviendo, por medio del trabajo,
> pagar la deuda de nuestra existencia.
> Así sea.

Esta oración pone de manifiesto la verdadera importancia que tiene el alimento para la supervivencia de la tribu y se aleja de la visión de un mundo occidental en el que la comida se da por hecho, y se utiliza demasiado a menudo como válvula de escape para combatir el estrés crónico con el que el ser humano moderno parece estar condenado a subsistir.

Nos sorprendió leer que esta tribu, que habita el mundo moderno anclada en un pasado remoto, tampoco necesita beber grandes cantidades de agua. Incluso cuando se disponen a realizar largas caminatas de caza, les basta con cavar un hoyo en el lecho de un arroyo seco y tomar unos sorbos de lodo para hidratarse; el minimalismo eficaz de quien sabe aprovechar los recursos a su alcance con inteligencia. (Sin necesidad de geles de glucosa ni mochilas de hidratación con pajitas para no desfallecer en una simple travesía de montaña.)

Los hadza poseen habilidades técnicas que les permiten encender un fuego en poco tiempo, construir con gran facilidad herramientas utilizando ramas o hacer vendajes con hojas hervidas, y conocen su entorno hasta el punto de saber qué ramas usar para fabricar una crema contra las picaduras de insectos y tantas otras cosas más. El ser humano promedio del mundo actual no sería capaz de afrontar una sola noche de luna nueva en un bosque completamente a oscuras sin padecer indeseables consecuencias.

Alejados de todo tipo de estrés, los hadza tan solo lo presentan de manera puntual durante la caza, cuando llega el momento definitivo en el que se mata a la presa. La jornada laboral (la búsqueda del alimento y el mantenimiento del campamento) tan solo les supone tres o cuatro horas al día, mientras que el resto del tiempo lo destinan a contar historias, hacer música, construir herramientas... Muestran un estado de felicidad casi plena con largos períodos de ocio.

Sin duda, es un estilo de vida que se diferencia enormemente del actual, en el que se nos condiciona para aislarnos en una burbuja, en el que pasamos más tiempo en el trabajo que con nuestra familia, untándonos con frecuencia de geles hidroalcohólicos, cremas y colonias, con mascarillas que hacen de intermediarias con el aire que respiramos y limitando cada vez más el contacto directo con nuestros semejantes, usando el centro comercial de paraíso artificial en el que evadirnos de una realidad que no parecemos estar preparados para afrontar.

El ser humano ancestral, por su parte, sobrevivía en condiciones no exentas de riesgo y en ocasiones extremas; sin embargo, lo hacía siempre respetando las leyes naturales que rigen el mundo desde el principio de los tiempos. Desligarse de ellas no estaba a su alcance. La correcta señalización epigenética (en el capítulo 5 hablaremos de ella) se realizaba de manera natural al recibir los estímulos adecuados que la Madre Naturaleza le proporcionaba. Bebía, se nutría de ellos y los transmutaba de la forma en la que fue diseñado, para así sobrevivir bajo la luz del mismo sol que nos sigue regalando nuevos días.

SUPER
VIVIR

CAPÍTULO 4

LA LUZ DEL SOL

¿QUÉ ES LA LUZ?

¿Alguna vez te has preguntado qué es la luz? Es extraño si lo piensas por un momento. En una habitación cerrada, en completa oscuridad, todo parece visible justo en el mismo instante en el que le das al interruptor, aunque en realidad no es así. La luz viaja en el vacío a 299.792.458 m/s (300.000 km cada segundo aproximadamente), pero, como la habitación es demasiado pequeña, tú percibes de manera simultánea la acción del interruptor y la llegada de la luz a tu ojo. He aquí algunas curiosidades sobre la luz:

- Si bien un coche necesita varios segundos para llegar de 0 a 100 km/h, la luz no tiene aceleración y, desde el momento en que sale de la fuente, lo hace a 300.000 km/s.
- La luz recorre 1 metro en 3,34 nanosegundos (ns).
- Tardaría en dar una vuelta al ecuador terrestre 134 milisegundos (ms).
- Desde la Luna hasta la Tierra, 1,28 segundos.
- Desde el Sol hasta la Tierra, 8,32 minutos.
- Desde el Sol hasta Plutón, 5 horas y 28 minutos.
- Desde la galaxia de Andrómeda hasta la Tierra, 2.600.000 años. Por lo tanto, cuando miramos al espacio, en realidad estamos viendo el pasado, estamos contemplando la galaxia de Andrómeda tal y como era en el momento en el que los primeros humanos habitaron el planeta.
- Nada puede viajar más rápido que la luz.

La realidad es que, en el instante en que se enciende la bombilla, una onda electromagnética sale de ella a una velocidad abrumadora. Estamos diciendo entonces que la luz es una onda electromagnética. Es posible que te hayas quedado exactamente como estabas si no estás al día con las ciencias. Para saber qué es una onda electromagnética, primero definamos lo que es una onda. Imagina la superficie de un lago en calma total. Cuando lanzas una piedra, se producen unas ondulaciones que se ven como crestas y valles con respecto a la superficie original. Representado en un dibujo, luce así:

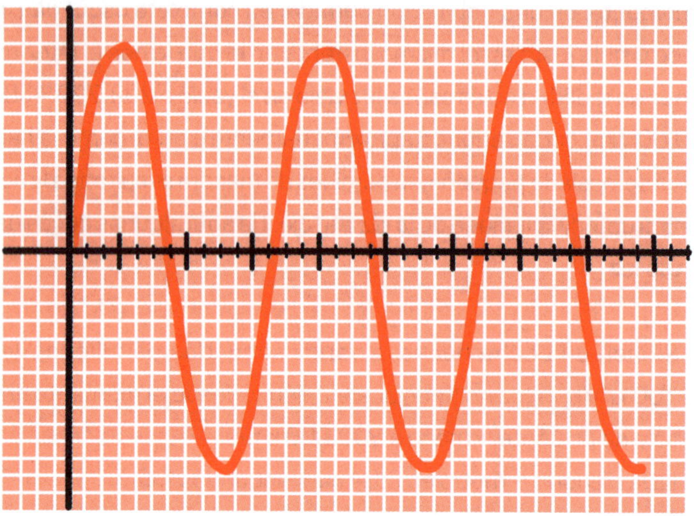

A la distancia entre dos crestas o entre dos valles, que al fin y al cabo es la misma, la denominamos «longitud de onda». Al número de veces que oscila cada segundo, «frecuencia». Así, a mayor distancia entre picos, menor frecuencia, y viceversa. La luz está formada en realidad por dos ondas que viajan a la vez, una eléctrica y la otra magnética, con la misma frecuencia y con un ángulo de noventa grados entre ellas:

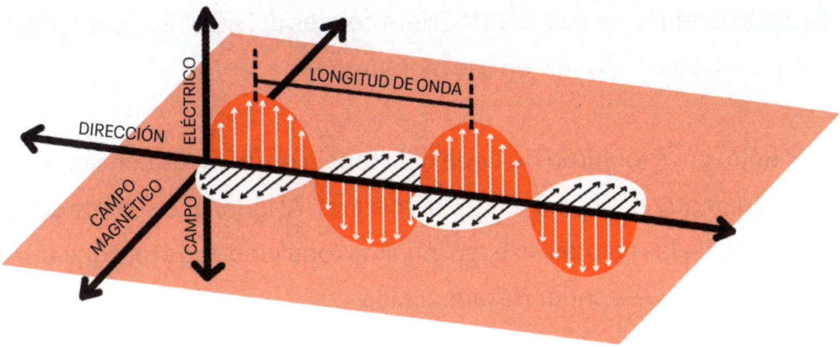

Así como existen ondas sonoras y ondas en la superficie del agua, existen ondas eléctricas y magnéticas que, cuando viajan juntas, conocemos como ondas electromagnéticas o, simplemente, luz. Pero no todo es tan sencillo como parece. Cuando nos adentramos en el mundo subatómico, en el mundo de las partículas que son más pequeñas que un átomo, suceden fenómenos inabarcables por la mente humana, que incluso han desconcertado a los principales científicos de nuestra era. Este mundo de ciencia ficción lo estudia la rama de la física conocida como «mecánica cuántica», con la que el mismísimo Albert Einstein tuvo sus más y sus menos.

La luz presenta una particularidad que desconcertó a todos, ya que tiene la habilidad de comportarse como una onda o como una partícula; es decir, tiene dos disfraces que despistan a nuestro intelecto. Podemos verla de dos formas diferentes:

- Como paquetes de partículas individuales llamados «fotones».
- Como una onda electromagnética.

No vamos a ahondar aquí sobre los misterios del universo, puesto que, como es obvio, a nosotros también nos quedan grandes. Sin embargo, vamos a contarte algo que te ayudará a comprender de lo que estamos hablando. Cuando llueve y al mismo tiempo hace sol, las gotas de lluvia descomponen la luz visible en los siete colores del arcoíris, que con toda seguridad adorna el cielo en ese momento:

- Rojo, cuya longitud de onda o distancia entre picos consecutivos varía entre 620-750 nm (nanómetros). Al igual que sucede con el resto de los colores, existen infinitas tonalidades de rojo que el ojo humano no es capaz de diferenciar.
- Naranja: 590-620 nm.
- Amarillo: 570-590 nm.
- Verde: 495-570 nm.
- Azul: 450-495 nm.
- Índigo: 425-450 nm.
- Violeta: 380-450 nm.

Si eres perspicaz, te habrás dado cuenta de que el índigo está dentro de las frecuencias que hemos puesto para el violeta. Esto es porque el también llamado «añil» es difícil de distinguir del violeta para el ojo humano y con frecuencia se considera parte de este último. Lo importante es que comprendas que podemos hablar de fotones rojos, verdes o azules, pero también de ondas electromagnéticas en el rango del rojo, verde o azul. Muchos autores sostienen que, cuanta mayor energía, mayor tendencia a comportarse como fotones en lugar de ondas, lo que nos permite entender lo extraño que es este comportamiento conocido como «dualidad onda-partícula». Existe un consenso que clasifica las ondas electromagnéticas que conocemos como luz visible en dos grupos, y el verde se encuentra en el punto medio:

- Fotones de alta energía: azul, índigo y violeta.
- Fotones de baja energía: rojo, naranja y amarillo.

Para completar el cuadro, el espectro completo de la luz del sol contiene dos bandas más, ambas invisibles al ojo humano:

- El infrarrojo, que como su propio nombre indica se encuentra por debajo del rojo.
- El ultravioleta, que es la banda de frecuencias más energéticas atribuidas al sol y, como es obvio, se encuentra por encima del violeta.

El camino del aprendizaje está lleno de obstáculos que alejan del éxito al ser humano promedio. Aprender a aprender es un verdadero arte al que le dedicamos pacientemente nuestro tiempo. Una de las virtudes que el alumnado debe tener, aparte de un sincero deseo de conocer, es la capacidad para distinguir lo más importante de lo menos importante. Tim Ferriss dice que el idioma español cuenta con más de cien mil vocablos, pero la gente en general solo usa dos mil en las conversaciones. Aprendiendo solo ese pequeño porcentaje uno se desenvuelve a la perfección en medio mundo. Esta forma de ver las cosas denota inteligencia a la hora de aprender y dominar nuevas habilidades. Leyendo este libro, te estás iniciando en el arte de comprender el funcionamiento de tu cuerpo. Cuando compras cualquier aparato, este viene dotado de un manual de instrucciones; sin embargo, cuando nace un ser humano, la máquina más perfecta que habita la Tierra, no hay rastro de tal manual. Como te explicaremos, al igual que sucede con leones, lobos o elefantes, nunca fue necesario un manual cuando nuestras habilidades no nos permitían la creación del hábitat artificial en el que ahora vivimos. Antes era imposible atentar contra nuestro diseño; ahora resulta extremadamente complejo no hacerlo. Como primer paso en este viaje de aprendizaje, necesitamos que domines el concepto de «luz», que no es más que una onda electromagnética que contiene información. El término «radiación» asusta a muchos. Te sugerimos que, aplicando la metanoia o cambio de mente, comiences a verlo como algo vital y necesario para tu salud. Radiación electromagnética, campos electromagnéticos , todo es luz, y sin luz no existiría la vida. Aquí surge el principal desafío para la supervivencia de nuestra especie.

HÁGASE LA LUZ

> Dijo Dios: «Haya luz», y hubo luz. Vio Dios que estaba bien, y apartó Dios la luz de la oscuridad; y llamó Dios a la luz día, y a la oscuridad la llamó noche. Y atardeció y amaneció; día primero
>
> GÉNESIS 1, 3-5

La Biblia no tiene que ver con el catolicismo y con las instituciones dogmáticas. Que estas últimas se apropiaran de estos libros de verdadero conocimiento, como si fueran sus dueñas, no resta valor alguno a los escritos. Muchos de ellos tienen su origen miles de años antes de Jesucristo y, por supuesto, miles de años antes de la propia creación de la Iglesia católica. Los antiguos sabios decían que cada texto de la Biblia tiene varios niveles de significado. El Génesis nos cuenta que cielo y tierra fueron creados prácticamente a la vez, y así es como sucedió: «En el principio creó Dios los cielos y la tierra».

Cuenta la ciencia que el Sol tiene 4.603 millones de años y que la edad de la Tierra es de 4.543 millones. Es nuestro propósito hacerte ver el Sol como un ser cuya inteligencia no podemos abarcar, y no de una manera esotérica, sino con datos reales en la mano. Si eres creyente, puedes pensar que Dios creó el Sol como un ser que gobernaría el sistema solar o como una bola tonta que sirve a su propósito para crear la vida sobre la Tierra y mantenerla. Si no eres creyente, lo que estamos a punto de contarte también te servirá y cambiará la manera en la que contemplas el universo, el Sol y tu propia vida.

Hemos dicho que nuestra salud depende del sol y que el sol es el alimento más importante, por encima incluso del alimento ordinario y del aire que necesitamos para respirar. El neurocirujano estadounidense Jack Kruse habla en un artículo sobre un concepto revolucionario que tiene que ver con la luz como información. En él, explica que el Sol pierde aproximadamente la masa de la Tierra cada ciento cincuenta millones de años en forma de radiación electromagnética. Un simple cálculo nos lleva a comprender que, durante los más de cuatro mil quinientos millones de años que tiene nuestro planeta, el Sol ha consumido treinta masas terrestres. Sin embargo, aunque las primeras formas de vida simples aparecieron hace unos tres mil seiscientos millones de años, como ya hemos contado, no fue hasta el inicio del período geológico del Cámbrico cuando surgieron los seres multicelulares de gran complejidad.

Algunas pistas sobre lo que verdaderamente motivó la explosión de la vida en el Cámbrico nos las ofrece Michael A. Crawford, miembro de la Universidad Imperial de Londres y director del Instituto de la Química del Cerebro y la Nutrición Humana, además de muy reconocido en todo el mundo por su investigación sobre el ácido graso omega-3 DHA y su importancia en la biología. Ya hemos hablado sobre la absoluta esencialidad del DHA en el organismo humano y su papel en la supervivencia. El cerebro y la retina de los mamíferos contienen enormes cantidades de esta molécula, que, como nos cuenta el doctor Crawford, no se ha reemplazado jamás en los organismos vivos desde su aparición. ¿Has comenzado a unir los puntos? Como hemos dicho, mientras que el ADN mutó continuamente durante los últimos seiscientos millones de años para dar origen a los organismos que hoy en día habitan la Tierra, incluida la especie humana, el DHA mantiene su función y su estructura desde entonces. Crawford y Kruse sostienen con acierto que el DHA es el maestro del ADN y dicta su destino, que fue el que gobernó los procesos evolutivos del cerebro y de la visión y, por tanto, de la evolución de la vida. ¿Cómo es esto posible?

Resulta que la preciada molécula tiene una configuración tal que permite convertir la luz del sol, la energía de sus fotones, en corriente eléctrica. Es decir, el Sol radia la información contenida en su espectro electromagnético y el DHA la interpreta. Hasta que esta molécula creada en la Tierra por los organismos fotosintéticos hizo su aparición no explotó la vida. No es nuestra intención desprestigiar la importancia del ADN, pero sí devolverlo al lugar que ocupa. El ADN de la célula es el libro de instrucciones para fabricar las proteínas que va a necesitar durante toda la vida, pero muchas moléculas se encargan de manejarlo, interpretarlo y regularlo. El DHA parece tener un papel muy importante en estas labores precisamente por su capacidad para interpretar la información contenida en el Sol.

Los experimentos del doctor Crawford nos mostraron, en modelos animales, la imposibilidad de hacer crecer un cerebro de manera óptima cuando existe deficiencia de DHA en la dieta materna. Cuando este órgano se forma y se desarrolla, por ejemplo, ciertas neuronas deben migrar a lugares específicos, y este proceso está guiado por la luz solar y el DHA. En su ausencia, la información no llega.

Las ideas que acabamos de presentar causaron una fuerte impresión en nuestras mentes inquietas. Dedica unos minutos a reflexionar sobre ello.

LA RADIACIÓN INTELIGENTE DEL SOL

Durante las primeras semanas de la concepción, a partir del zigoto, se forma el embrión. Este consta de varios tejidos que se irán diferenciando en los distintos órganos en un proceso demasiado complejo para la comprensión de la mente humana. ¿Quién guía la construcción de la máquina más perfecta conocida en el planeta, un nuevo ser humano? Se podría pensar que es un proceso mecánico fruto de la evolución. Resulta curioso que haya quien crea que diseñar un simple edificio, de los que hay millones en todo el mundo, necesite cierto grado de inteligencia, pero que el diseño de una célula viva, algo que el ser humano moderno jamás podrá crear, sea fruto de la evolución mecánica. Eso es demasiado simplista.

Lo cierto es que un solo haz de luz del Sol contiene toda la información necesaria para formar un ser vivo. Durante tres mil millones de años, la luz portadora de una inteligencia divina se desperdició en gran medida al no existir la molécula de DHA. Fue lo mismo que tener una enorme biblioteca en una casa inhabitada donde nadie puede acceder a ella ni aplicar su conocimiento. De nuevo, aparece la necesidad de tres fuerzas para construir un mundo. La fuerza activa estaba presente, la radiación solar. En el momento en el que apareció la fuerza pasiva, el DHA, surgió espontáneamente la tercera fuerza o fuerza de la vida: la explosión cámbrica. Por supuesto, hubo más factores, pero Crawford y Kruse dieron con la clave y supieron apreciar la belleza de lo que acabamos de contar. El doctor Kruse va más allá y, haciendo un simple cálculo, manifiesta una realidad que verdaderamente pone los pelos de punta: el Sol gastó seis masas terrestres en fabricar toda la vida que existe en la Tierra. La creación requiere un sacrificio a la altura de su grandeza. Ilustra cómo la energía en forma de luz se convirtió en masa inteligente sobre la superficie del planeta. Energía, masa y luz están relacionadas en la fórmula más célebre de la historia: $E = mc^2$.

Si quieres comenzar a vivir una vida plena, debes extraer de aquí tres enseñanzas, la primera de ellas absolutamente esencial:

1. El Sol es información. Exponerse a él supone, literalmente, descargar esa información.
2. Cuanta más capacidad exista para descargar esa información, más complejidad tendrá la vida. El DHA resulta imprescindible, ya que su configuración electrónica te permite transformar de manera eficaz la radiación lumínica en la energía eléctrica con la que tus células operan.
3. Por tanto, cuanto más DHA seas capaz de incorporar a tu cerebro, ojos y piel, más información podrás descargar y más precisión tendrán tus relojes celulares. Tus telómeros se acortarán muy lentamente y disfrutarás una vida longeva y saludable.

A veces, la gente pregunta por el regalo perfecto. El nuestro es gratis y nos lo da el Sol con cada amanecer y cada atardecer. El mediodía solar es el punto álgido donde más información podemos descargar del Sol. Pero, cuidado, como sucede con todo lo que encierra un gran poder, debemos saber cómo usarlo. Hablaremos de ello en el capítulo 8. Imaginamos que, a estas alturas, te estarás preguntando cómo incorporar el DHA a los lugares donde opera para obrar estas maravillas. Paciencia.

LA LUZ DEL SOL CONTIENE INFORMACIÓN QUE DEBEMOS DESCARGAR

Como hemos dicho, se han puesto demasiados focos sobre el ADN, pues, según el dogma vigente, es el Santo Grial y tu destino. Sin embargo, lo cierto es que quienes piensan así hacen lo mismo que los soldados nazis en la película de *Indiana Jones:* eligen el cáliz equivocado. La luz es la maestra de la vida, es la directora de orquesta a quien tus células siguen, incluido tu ADN. Si aún tienes dudas de que el Sol es pura información, veamos un poco de historia, esa que olvidamos con demasiada facilidad.

En los comienzos del siglo XX, se descubrió la vitamina D. Previamente a su aislamiento, ciertos experimentos levantaron la sospecha de su existencia, pues una triste enfermedad destruía las vidas de muchos niños y de sus familias. Los pequeños que, hacinados en ciudades industrializadas, no recibían el alimento más importante, la luz solar, desarrollaban raquitismo, cuyos síntomas son el ablandamiento y debilitamiento de los huesos, retraso en el crecimiento, en las habilidades motoras, dolor en la columna vertebral, la pelvis y las piernas, y debilidad muscular. Los niños que sufrían esta enfermedad tenían las piernas arqueadas, las muñecas y los tobillos engrosados, y otras deformaciones. En esos experimentos de los que hablamos, la exposición de un solo brazo a la luz solar natural era suficiente para revertir la enfermedad en todo el organismo y corregir los defectos en todos los huesos, no solo los expuestos al sol. Esto dio a entender a los científicos que, de alguna manera, la irradiación en la piel produce una sustancia vital que pasa a la sangre y regenera el cuerpo. Años más tarde, al ser la cuarta vitamina descubierta, se la llamó vitamina D, que es en realidad una hormona esteroidea. Las teorías simplistas se quedaron aquí. Nadie pareció ser consciente de lo que se acababa de descubrir, más allá de otra vitamina.

La vitamina D es otro ejemplo similar a lo que sucede con el DHA, un mensajero de lo alto que lleva información a tus células. Su mensaje es en realidad un grueso volumen con instrucciones muy precisas. Por ejemplo, gracias a él, el niño con raquitismo puede reconstruir sus huesos y restaurar su salud sin necesidad de medicinas ni de cambiar la dieta. Pero hay mucho más. La vitamina D también se encarga de regular la respuesta inmune produciendo señales muy precisas en tus glóbulos blancos. Por ello, la deficiencia de esta vitamina te expone a sufrir todo tipo de enfermedades, desde una gripe hasta cualquier tipo de cáncer.

Pongamos de relieve la secuencia de los eventos que tienen lugar:

1. En el núcleo del Sol, se producen temperaturas incomprensibles, capaces de provocar la fusión de dos átomos de hidrógeno para formar el siguiente elemento de la tabla periódica, el helio. Un átomo de helio tiene menos masa que los dos átomos de hidrógeno que lo formaron. ¿Dónde está la masa que falta? Se ha convertido en luz y calor. Como Einstein predijo en su famosa fórmula $E = mc^2$, la masa y la energía son intercambiables. La luz solar capaz de producir vida en la Tierra viene con un coste. El Sol, al sacrificar parte

de su ser para producir comida en la Tierra, alimentar a todo lo que existe sobre ella y crear hormonas en tus células, muere poco a poco, lentamente, hasta su sacrificio final. Qué pena que los despiadados y retorcidos seres humanos que gobiernan el mundo sean tan desagradecidos. Sin embargo, no son nadie.

2. Así, un rayo lleno de información abandona radiante a su creador, el Sol.
3. Algo más de ocho minutos después, toca tu piel. Una parte de ese rayo, en el rango del ultravioleta B (el que lamentablemente la OMS dice que produce cáncer), actúa sobre un derivado del colesterol, el 7-dehidrocolesterol, para formar una hormona esteroidea que conocemos como vitamina D. Tras una serie de procesos en el organismo, el mensajero del Sol está listo para ejercer modificaciones en el ADN de millones de tus células y que así puedas destruir aquellas que son cancerígenas, virus y bacterias; en definitiva, llevar una vida saludable. En el caso de los niños con raquitismo, reconstruir sus huesos dañados por la falta de información, por estar a la sombra o bajo la luz artificial demasiado tiempo. Resulta difícil asimilar lo que hemos leído en una publicación en donde se reflejaba que la mala medicina reprodujo el raquitismo en ciertos niños por miedo a que la exposición pudiera producirles cáncer. Sin embargo, pronto comprobarás que el sol no es la causa de ningún cáncer.

No obstante, la luz ultravioleta es solo una pequeña parte de la información contenida en los rayos solares. Y, además, no solo produce vitamina D, sino que contiene la llave para la síntesis de hormonas, neurotransmisores y otros cientos de sustancias necesarias para la vida. Cada parte del espectro electromagnético del sol tiene una función específica. Hablaremos de las más importantes.

UNA NUEVA FORMA DE VER EL MUNDO

En el capítulo 1, explicamos que nuestra intención principal al escribir este libro es provocar pensamientos diferentes. Metanoia: un cambio de mente. La valoración de las ideas que estamos proponiendo es tarea tuya. Si lo que te contamos resuena en ti como el do grave de un gran piano de cola, podrás recoger el fruto de las siguientes octavas en la sinfonía de la vida.

La medicina moderna tiene un vocabulario diferente al que proponemos; por ejemplo, el nutricionista que imparte sus clases online diría: «Necesitas elevar los niveles de vitamina D. Puedes exponerte un poco al sol o tomar este suplemento que te vendo. Esto último es más seguro, ya que así te proteges del cáncer de piel. Por cierto, tienes el colesterol elevado y deberías ver a un médico para que te recete estatinas». Esta reducción, simplista y equivocada, está en las antípodas de nuestro mensaje. En su lugar, pretendemos que enfoques la salud desde otro plano diametralmente distinto.

El gran maestro de nuestra era, Gurdjieff, tuvo una visión innovadora de la cosmología y de nuestra posición en la escala de la creación. Mostró de manera muy contundente la equivocación de aquellos que sostienen que el ser humano es la obra cúspide de Dios, que creen que Dios nos hizo los reyes del universo. También tuvo palabras para quienes piensan que todo es fruto del azar. Recopiló las enseñanzas de Buda, Pitágoras, Jesucristo y otras grandes figuras de la historia, y nos ofreció una nueva visión de la creación. En ella, el Sol es producto de Dios o del Absoluto, como él lo llamaba. Sin embargo, no es una bola inerte y tonta cuya única función es calentar a idiotas desagradecidos; es un ser inteligente, arquitecto y rey del sistema que gobierna, el sistema solar. De igual manera, los planetas serían seres de más bajo orden, con su propia inteligencia, incomprensible aún para nuestra mente. El ser humano pertenece a la voluntad de la Tierra y del Sol en primer lugar, y de todas las cosas por encima de estos en segundo lugar.

Puedes aprovechar este conocimiento a tu favor, pues explica de una manera impecable la función del sol en la vida, que brota con facilidad en el planeta. Si reflexionas sobre la historia que te hemos contado acerca de la imposibilidad de la formación de un cerebro sin la información de su radiación electromagnética, sacarías un provecho de tus conclusiones. Por supuesto, el ser humano está dotado de una inteligencia notable gracias al poder creador de la luz solar y al desarrollo del tiempo. El primer cerebro, muy simple, apareció en la Tierra hace seiscientos millones de años. Con el aumento de la capacidad de los seres vivos de recoger y leer la información contenida en el espectro electromagnético natural, finalmente se creó el cerebro humano, capaz de inventar su propia luz y registrarlo como un hito de la tecnología. Como dice el doctor Jack Kruse, «el hombre es lo suficientemente inteligente como para inventar la luz artificial y lo increíblemente estúpido como para vivir debajo de ella». No todo son malas noticias, pues también hemos inventado dispositivos artificiales, de los que hablaremos más adelante, que imitan una parte interesante de la luz natural y que han servido para tratar con éxito numerosas enfermedades. Mientras la naturaleza crea vida, nosotros estamos muy lejos de ser capaces de hacerlo o de imitar siquiera el trabajo de algunas de las proteínas que nuestras células sintetizan con enorme facilidad.

Sea como sea, te retamos de manera sincera a que aprendas a valorar la naturaleza y comprendas que tomar el sol significa descargar la información necesaria para una vida plena, al nivel de tu potencial real. Gracias a él tus células pueden sincronizarse entre sí para poner en marcha esa sinfonía de procesos bioquímicos y biofísicos necesarios para mantener el vasto universo que abarcan. El sol es el sincronizador principal de tus ritmos biológicos. Separarse de la naturaleza significa caos y enfermedad. Recuerda que nunca ha sucedido en los 3.600 millones de años que lleva la vida sobre la Tierra.

CONVIÉRTETE EN LA ESFINGE DE GIZA

Pyotr Demianovich Ouspensky fue un matemático ruso que, en su libro *Un nuevo modelo del universo,* escribió este maravilloso e inspirador texto sobre la Esfinge:

> Recuerdo haberme sentado en la arena frente a la Esfinge en el sitio desde el cual la segunda pirámide a lo lejos forma un triángulo perfecto detrás de la Esfinge y haber tratado de comprender, de leer su mirada. Primero vi solo que la Esfinge miraba sobre mí a lo lejos. Pero pronto empecé a experimentar una especie de vaga y creciente inquietud. Un momento después, sentí que la Esfinge no me estaba mirando, y no solo que no me miraba, sino que no podía mirarme; y no porque fuera yo muy pequeño en comparación con ella o demasiado insignificante en comparación con la profundidad de la sabiduría que contenía y guardaba. De ningún modo. Eso habría sido natural y comprensible. El sentido de aniquilamiento y el terror de desvanecimiento provenía del sentimiento que yo tenía de ser en alguna forma demasiado accidental y transitorio para que la Esfinge pudiera notarme. Sentía que no solo estos fugaces momentos u horas que yo pudiera pasar ante ella no existían para la Esfinge, sino que, si pudiera yo permanecer bajo su mirada desde mi nacimiento hasta mi muerte, mi vida entera pasaría tan fugazmente para ella que no me notaría. Su mirada estaba fija en otra cosa. Era la mirada de un ser que piensa en siglos y en milenios. Yo no existía ni podía existir para ella.

La Esfinge y las pirámides de Giza están construidas en una representación perfecta del cielo hace exactamente 12.500 años, al comienzo de la era de Leo. Sus autores, sin duda, conocían la enseñanza contenida en la *Tabla de Esmeralda,* que comienza igualando lo de abajo con lo de arriba. ¿Hacia dónde mira esta enorme escultura de 20 m de alto, 19 de ancho y 70 de largo, esculpida en piedra caliza, que reina sobre la meseta de Giza? Su perfecta orientación, con la vista exactamente hacia el este, nos da una pista.

Desconocemos muchos de los secretos que guarda la Esfinge, pero es un hecho que sus ojos observan el amanecer de cada día desde hace milenios. En su libro, Ouspensky hace referencia a la sensación de que su mirada está puesta en un lugar inefable y eterno, que se trata de un ser que piensa en siglos y en milenios, y no en los aconteceres cotidianos. Y, además, su cuerpo está perfectamente en la tierra.

Más adelante, te contaremos lo importante que es estar presente en el momento del amanecer mirando al este con los pies descalzos como mínimo. Durante las primeras horas de la mañana, los rayos del sol ponen en hora nuestros ritmos circadianos, aunque esté nublado y lloviendo, y se sintetizan las hormonas y los neurotransmisores, que nos aportarán bienestar no solo físico, también mental. Y es que, con esta información, nuestro cerebro sintetiza betaendorfinas, las cuales activan la vía de los opiáceos que regula la inflamación y disminuye el dolor, en caso de padecerlo. Literalmente, el sol te hace adicto a su luz durante las primeras horas del día. Es también el momento para la síntesis de serotonina, dopamina y melatonina (aunque haya quienes piensen que esta última solo se sintetiza por la noche, esto no es cierto). Cuando, además, tienes los pies descalzos sobre la tierra o te sientas en plena naturaleza, se potencian los efectos antiinflamatorios y la cantidad de información que descargas del sol.

Recuerda: cada mañana, en el momento de meditación, oración o agradecimiento, mira al este con los pies descalzos, como la Gran Esfinge de Egipto. Una persona que vive en España podrá contemplar aproximadamente veintinueve mil doscientos amaneceres hasta el momento de su muerte. Por desgracia, mucha gente en la mitad de su vida solo ha visto un puñado de ellos por preferir la noche y dormir por la mañana. Si a partir de ahora estás fuera, en la calle, durante el 80 % de los amaneceres, tu salud cambiará para siempre. Hecho verificado.

LA HELIOTERAPIA Y LOS COMIENZOS DE LA FOTOBIOMODULACIÓN

Nuestros antepasados y las civilizaciones antiguas valoraban el sol en su justa medida, pero, desde finales de los años sesenta, probablemente antes, el temor a que cause enfermedad es un asunto de la propaganda de la que somos víctimas. En la primera mitad del siglo XX, todavía tenemos historias maravillosas de grandes científicos y médicos que no solo conocían que el sol era fuente de vida, sino que lo utilizaban para tratar enfermedades de manera exitosa, incluyendo aquellas que afectan a nuestra piel. Repasemos un poco la historia.

A lo largo del siglo XIX, la investigación experimental comenzó a identificar los principios curativos de los agentes naturales y a explicar científicamente sus efectos. Este es el marco en el que emerge la obra del gran médico danés Niels Ryberg Finsen. Nació en 1860 en las islas Feroe, por aquel entonces provincia danesa. Se licenció en Medicina en Copenhague en 1890. Desde una temprana edad, sufría una enfermedad que le afectaba al hígado, el corazón y el bazo, la cual probablemente lo impulsó en la investigación científica. Por desgracia, murió joven, en 1904, debido a sus graves problemas de salud, aunque en 1903 había recibido el Premio Nobel de Fisiología y Medicina por sus trabajos sobre el uso de la luz solar para el tratamiento de enfermedades.

Por su parte, esto es lo que nos cuenta la inmerecidamente prestigiosa Clínica Mayo sobre una enfermedad denominada *lupus vulgaris:* «Algunas personas nacen con una tendencia a padecer lupus, la cual puede desencadenarse por infecciones, ciertos medicamentos o incluso la luz del sol. Si bien no existe una cura para el lupus, los tratamientos pueden ayudar a controlar los síntomas». Además, tras una búsqueda intensiva en la literatura científica, hemos encontrado que el sol puede actuar como iniciador de la enfermedad y que no tiene cura. Tristemente, el mundo ha olvidado que Finsen, en un lapso de cinco años, llegó a tratar a más de ochocientos pacientes de *lupus vulgaris* y consiguió el restablecimiento completo o una mejoría considerable en más del 50%, lo que le valió su Nobel en 1903. ¿En qué consistía su método? Lo que viene a continuación, sin duda, te sorprenderá.

Los pacientes se colocaban al aire libre en camillas. Unas enfermeras, a las que Finsen llamaba «elfas de luz» (qué bonito), dirigían los rayos solares y los concentraban sobre las heridas de la piel de los enfermos. Es decir, no solo tenía la certeza de que el sol no tenía nada que ver con el lupus vulgar, una de las manifestaciones de la tuberculosis en la piel, sino que sospechaba que podía ser la solución —y acertó—, hasta el punto de concentrar sus rayos en la zona afectada. Hoy en día, se ha demostrado que la enfermedad producida por la bacteria *Mycobacterium tuberculosis* se combate con buenas dosis de vitamina D o, lo que es lo mismo, radiación UVB procedente del sol.

La siguiente historia nos lleva a Leysin, una comuna suiza ubicada en el cantón de Vaud, al pie del Tour d'Aï, en los Alpes occidentales de

Berna. En 1903, el mismo año en el que Finsen recibió su Nobel, el doctor Auguste Rollier instauró allí su Instituto de Helioterapia. Influenciado por la investigación del médico, abogó por el aire libre, el ejercicio físico, el descanso y el sol para tratar a sus pacientes. Combinó los baños de sol con el tratamiento climático por aire frío y altura, mostrando una brillante comprensión acerca de la biología humana. La radiación solar es mayor en alta montaña, y Leysin tiene un clima perfecto para llevar a cabo el bello arte de la helioterapia. Rollier conocía también los beneficios de la termogénesis inducida por frío, de la que hablaremos más adelante, por lo que les proporcionaba a sus pacientes un combo perfecto de salud.

El doctor Alexander Wunsch conoce a la perfección los beneficios de la radiación solar en el cuerpo humano. Él fue quien nos descubrió la historia de un niño huérfano de cuatro años y medio que fue llevado a morir al hospital de Rollier en los Alpes suizos. Presentaba un pulmón afectado, caquexia o degradación grave del tejido muscular y peritonitis, todo provocado por tuberculosis. Los baños de sol y el maravilloso clima alpino obraron el milagro. Tan solo seis meses después, el paciente presentaba un aspecto saludable, muy diferente del lamentable estado en el que llegó. Hemos subido a nuestra web las fotos del momento de su ingreso en el hospital, seis meses después y dos años y medio más tarde, así como las del adulto saludable en el que se ha convertido. ¡Qué gran diferencia respecto a los hospitales modernos, iluminados con una horrorosa luz blanca insalubre e infestados de frecuencias electromagnéticas artificiales!

Finsen y Rollier trataron a miles de pacientes con éxito. Por supuesto, también experimentaron los necesarios fracasos de los que uno aprende, con frecuencia más incluso que de los aciertos. Sin duda, pasaron a la historia por su obra bajo el sol, y tristemente la helioterapia desapareció de los tratamientos convencionales tras la aparición de la penicilina y su posterior comercialización. La medicina moderna y los fármacos tuvieron sus cosas buenas, y eso nadie lo duda. Sin embargo, la codicia de las farmacéuticas produjo un giro radical en los acontecimientos que afectó a nuestra salud. Abandonar la conexión con la naturaleza de manera progresiva fue el primer paso; abrir la veda a los fármacos como único remedio para la enfermedad, el segundo. Se cerró el círculo cuando, con el objeto de promocionar sus píldoras y tratamientos, las farmacéuticas comenzaron a culpar de causar enfermedad al sol y a muchas otras cosas naturales, como la alimentación a base de carne roja y grasas animales, que nos hizo prosperar como especie. Llevaron a cabo la centralización total y, por tanto, la desconexión con la fuente primordial de salud: la Madre Naturaleza. Después de haber otorgado el Premio Nobel de 1903 a Finsen por utilizar la luz solar en el tratamiento de las enfermedades infecciosas, se pasó a considerar cancerígeno el sol bajo el amparo de esa organización que nada tiene que ver con la salud, denominada, de manera irónica, Organización Mundial de la Salud.

Lejos queda como único testigo una serie de fotografías que nos hacen añorar tiempos pasados. En ellas, vemos a niños y adultos de piel clara, pelo rubio y ojos azules, visiblemente bronceados, recibiendo tratamiento en el hospital de Rollier, un verdadero templo de salud. En 1930 convivían tres mil pacientes en Leysin, donde iban a la escuela, trabajaban y hacían actividades de ocio bajo el sol: helioterapia. En algunas de estas fotografías, que se encuentran con facilidad en la red, se ven camillas al aire libre entre los árboles, pupitres en el campo con alumnos en bañador y sombrero, bajo un sol abrasador. Predicando con el buen ejemplo, escribimos estas líneas en el mismo marco que estamos describiendo. Aun no habiendo entrado la primavera 2022, nuestra piel luce bronceada y suave, llena de nutrientes, y descarga la información del sol.

La helioterapia ya no es más que una historia olvidada que apenas nadie recuerda. Ya nadie habla de Finsen, aquel doctor cuyo trabajo le valió el Premio Nobel y dio origen a las terapias de fotobiomodulación, que implican el uso de fuentes luminosas que emiten partes del espectro de la luz solar para producir cambios fisiológicos beneficiosos en células y tejidos. Los dogmas modernos enterraron la palabra «helioterapia» y la sustituyeron por el miedo al sol. Poca gente te va a contar que Finsen y Rollier trataron enfermedades con el espectro electromagnético del sol, esas mismas enfermedades cuya terapia dentro de la medicina moderna incluye protegerse del sol. ¡Qué dirían Hipócrates, Paracelso, Finsen o Rollier! El Instituto de Leysin, de intentarlo hoy en día, sería objeto de escarnio y campañas de desprestigio, al igual que cuando nosotros hablamos en redes sociales de la importancia del colesterol y del sol para la síntesis de hormonas, vitamina D y cientos de sustancias recibimos la advertencia de supuestos profesionales, dermatólogos y cardiólogos de libreto, suscritos a rancios paradigmas que son peligrosos para tu salud.

Te adelantamos algo de lo que hablaremos en el capítulo 7: esconderte del sol, untarte cremas solares, evitar los alimentos que elevan el colesterol (animales del morro a la cola) y utilizar gafas de sol, juntos y por separado, produce enfermedad. Para poner de relieve el horror de la situación: esas luces que se encienden por la noche al llegar a casa son la principal causa de enfermedad en el mundo moderno. Tenemos pruebas muy concluyentes de lo que estamos diciendo, así que te animamos a quedarte con nosotros hasta el final.

LA DESCENTRALIZACIÓN COMIENZA CON EL SOL

La descentralización es probablemente el asunto más importante que estamos tratando en esta obra. Un cuento muy antiguo procedente de las islas Feroe, donde nació el doctor Finsen (maravillosa coincidencia), nos sirve para darnos cuenta de que un ser humano debe ser fiel a su naturaleza. *La esposa Selkie* ilustra a la perfección la necesidad del proceso que nosotros denominamos reancestralización o, si lo prefieres, vuelta al origen. La versión que nos ha llegado trata de un pescador del lejano norte que un día descubre unas focas que, tras adoptar forma humana, festejan desnudas a la luz de la luna. Este pescador se fija en Selkie, una de las mujeres foca, con la que se obsesiona. Para que no pueda volver al mar con los de su especie, le quita la piel de foca y la esconde, aunque promete devolvérsela un día si acepta ser su esposa. Con el tiempo, tienen un hijo y, a pesar de que sin su vestimenta original y lejos de su hábitat marino Selkie enferma progresivamente, el pescador incumple su promesa y jamás le devuelve su piel. Sin embargo, en un descuido, la mujer foca consigue recuperarla y escapa con su hijo al reino acuático al que pertenece, donde acaba recuperando su belleza, pero advierte que su retoño debe volver al mundo de los humanos. Lo lleva de vuelta a la playa y le promete permanecer conectado con él para siempre. El cuento termina resumiendo que a su hijo, convertido en hombre, se lo ve a menudo en la playa hablando con una foca. Este relato tiene numerosos significados aparte del literal. Pone en escena tres personajes: el pescador, la mujer foca y el hijo.

- El pescador egoísta representa al amor mecánico. Quiere a su esposa realmente, pero no es capaz de ponerse en su lugar y de respetar sus necesidades por temor a perderla. Este personaje es una perfecta representación de la vida moderna.
- La esposa, Selkie, hace referencia a la necesidad de no ir en contra del propio diseño, de dar a las células lo que necesitan. Fue capaz de tener un hijo humano con el pescador en la vida moderna. Sin su piel de foca, lejos de su hábitat verdadero y en uno totalmente artificial, iba cometiendo pequeños pecados diarios contra la naturaleza y la enfermedad terminó por manifestarse. Luchando por lo que es suyo, manteniendo el foco sobre lo que realmente quería, consiguió recuperar lo que le pertenecía por derecho al nacer.

- El hijo es la representación perfecta de este libro, a caballo entre la vida moderna y la vida de sus antepasados. Nosotros no podemos vivir como nuestros ancestros ni nos adaptaríamos a la vida que nos es natural. El mundo moderno nos ofrece ventajas, como también al hijo de la extraña pareja. Sin embargo, este a menudo tiene que recuperar el contacto con su madre. Ella le prometió que permanecerían conectados para siempre, y él necesita esa conexión.

Todos, al igual que el hijo de Selkie, necesitamos reconectar con nuestra verdadera naturaleza. El proceso de reancestralización del que hablamos no consiste en volver a las cavernas, sino en un cambio de mente al comienzo. Implica el estudio de tu propio diseño, de la misma manera que el hombre de la historia necesita ir a buscar a la orilla del mar las sabias palabras de su madre foca. La descentralización requiere que pases a la acción y busques tu propia reconexión con aquello que te pertenece. El pescador, las grandes corporaciones y los Gobiernos te quieren retener y que tengas enfermedades. Te dicen que el sol produce cáncer, pero tú ya sabes que tu padre, que está en los cielos todos y cada uno de los días, solo quiere salud para ti. Te ilumina con sus rayos y produce hormonas y otros químicos que son el punto de partida en el camino que todo ser debe recorrer para cumplir con su destino.

No queremos limitarnos a sobrevivir; no pretendemos subsistir; queremos supervivir.

EL SOL COMO PRIMER ALIMENTO

Escrito por Stephanie Mlacker y sus colegas, el siguiente texto se publicó en la prestigiosa revista médica *Journal of the American Medical Association (JAMA)*:

> Durante mucho tiempo, el sol ha sido visto como un objeto de asombro y reverencia por varias culturas a lo largo de la historia. Docenas de sociedades antiguas han adorado al sol como fuente de vida y alimento, y muchas diseñaron sus templos específicamente para dejar entrar la luz del sol. Los chinos introdujeron el arte de mirar el sol por la mañana (sungazing) integrándolo en ejercicios como el taichí. Incluso el yoga tiene fuertes vínculos con la exposición al sol; el saludo al sol tiene su origen en la India como parte de una antigua práctica hindú. Además de adorar al dios sol Ra, los antiguos egipcios fueron los primeros en informar sobre los beneficios para la salud de la exposición al sol hace ya 6.000 años. Las antiguas civilizaciones griega, romana y árabe reconocieron de manera similar su valor terapéutico.

Aquí vemos el sol como fuente de vida y alimento. Docenas de sociedades antiguas conocían que el sol era, efectivamente, parte del alimento que nosotros hemos denominado «impresiones», nuestra comida primordial. Además, la cadena trófica empieza con su acción: las plantas y las algas utilizan luz solar, agua y CO_2 para dar lugar al oxígeno que respiras y a la glucosa, en lo que se conoce como «proceso de la fotosíntesis». Es decir, a partir del sol, las plantas producen oxígeno y azúcar (la glucosa es el azúcar por excelencia). Los tres tipos de alimento de los que hemos hablado —alimento ordinario (azúcar), aire (oxígeno) e impresiones (luz)— se encuentran, como no podía ser de otra manera, interconectados en su origen. Los herbívoros consumen la glucosa de las plantas para crecer y prosperar. Los carnívoros comen herbívoros. Los humanos somos omnívoros; en la cúspide de la cadena alimentaria, estamos destinados a comer seres vivos para proveer a nuestras células de las herramientas que utilizarán para sus procesos. Una historia que comenzó hace 3.600 millones de años con el sol incidiendo en ciertas microalgas nos produce la siguiente reflexión:

Toda la comida proporcionada por la naturaleza no es más que un código de barras que representa la radiación solar en cada lugar del planeta.

Hemos definido la comida real innumerables veces: es aquella que crece bajo la misma radiación solar que baña tus ojos y tu piel. Por tanto, ha de ser estacional, local y natural. La mayoría piensa, por poner un ejemplo, que los tomates son comida real, cuando podría no ser así. No todo lo que crece en la tierra es natural y óptimo (siempre ponemos como ejemplo ilustrador las setas venenosas). La mayor parte de los tomates que has comido a lo largo de tu vida han crecido en invernaderos, debajo de un plástico que filtra la luz solar de manera aleatoria. Aunque vivieras al lado del invernadero que te ha dado de comer tomates, y otras verduras y frutas, estos comestibles (que no alimentos) no han crecido bajo la misma luz del sol que recibe tu cuerpo, sino bajo otra bien distinta, modificada, que difiere de las ondas electromagnéticas en su espectro completo que vienen de lo alto. Es más, si esas frutas y verduras crecieran de manera natural, sin modificaciones genéticas, a plena luz solar, tampoco serían comida real si tú te pasas el día sin salir de casa: no crecerían bajo la misma luz a la que están expuestos tus ojos y tu piel.

Podrías pensar que estamos exagerando demasiado. Debes comprender que primero hay que destruir los dogmas y paradigmas de la mente. No va a pasar nada por comer tomates o verduras de invernadero, tan solo has de saber que no es comida real. Ese es el cambio de mente, metanoia, que necesitas. De lo contrario, podrías pensar que todo lo que proviene de una planta es lo más saludable, como nos han hecho creer toda la vida. «*An apple a day keeps the doctor away*» es un dicho inglés popular, una variación de un proverbio de 1866 que venía a decir que comer una manzana antes de irte a la cama acabaría con las ganancias de los médicos: «*Eat an apple on going to bed, and you'll keep the doctor from earning his bread*». Pero no, una manzana al día no va a alejarte del médico, y mucho menos si te la comes por la noche. Es una falacia. Y, por supuesto, no va a hacerlo esa manzana Fuji del tamaño de media cabeza, barnizada, que venden en los supermercados.

Hablando de manzanas, te vamos a contar una historia que ilustra a la perfección el poder creador del sol. En el año 1956 se estrenó la película documental de Disney *Secretos de la vida*. La compañía contó con los servicios del fotógrafo John Nash Ott para una de sus secuencias más famosas: visualizar el proceso de crecimiento de una manzana hasta convertirse en madura y jugosa, con su característico color rojo, lista para comer. Lo que a simple vista parece muy sencillo no lo fue en absoluto. Ott instaló un set de fotografía alrededor de uno de sus manzanos con el objeto de sacar una fotografía cada cinco minutos, día y noche, desde mediados de marzo hasta octubre. Además, debía lidiar con las inclemencias del tiempo, los insectos y posibles hongos que pudieran atacar los frutos. Si no estaba atento, tendría que esperar otro año para realizar el proyecto. Para llevarlo a cabo, construyó alrededor del árbol una especie de andamio con cristales, tragaluz y persianas, que se cerrarían cuando él lo considerara necesario. Todo parecía ir fenomenal. Con la entrada del otoño, las manzanas de su propiedad comenzaron a presentar un color rojizo, a excepción de las del manzano en cuestión, que seguían verdes y cada vez eran más grandes. A Disney le pareció genial el tamaño, pero el color debía ser rojo. Ott aplicó productos químicos que se suponía que enrojecerían la manzana, pero todo fue en vano. No pudo ser ese año, por lo que puedes imaginar la desesperación del buen fotógrafo, así como de los productores de la película.

Ott era un experto en lo que se conoce como «técnica de cámara rápida», *time-lapse* en inglés. Se obtienen fotografías cada cierto tiempo y, al reproducirlas deprisa, se consigue, por ejemplo, el impactante efecto de ver cómo crece una planta en tan solo unos segundos. Lo había hecho cientos de veces con hortalizas y frutas. Pero algo estaba saliendo mal. Al año siguiente, lo volvió a intentar. Última oportunidad. De nuevo, las manzanas pequeñas comenzaron a crecer, y Ott pasó muy inquieto el verano. Mientras todas las demás manzanas comenzaban a tener el color rojo característico, las del árbol que le interesaba seguían creciendo de color verde y con un tamaño mayor. Desesperado, en el último momento, decidió quitar el cristal, consciente de que no dejaba pasar la luz ultravioleta, y lo sustituyó por un plástico, pues conocía por otros experimentos que sí la dejaba pasar. Con esa maniobra consiguió que la naturaleza siguiera su curso y, por fin, le entregó a Disney lo que quería para su película: unas manzanas maduras, rojas y jugosas.

John Nash Ott acabó convirtiéndose en un experto sobre la luz solar y escribió un libro que vendió millones de copias, titulado *Health and light* ('la salud y la luz'). En él contó su experiencia sobre lo que sucede cuando iluminas plantas por la noche. El simple hecho de disparar un *flash* de cámara cada cinco minutos parecía destruir los ritmos del manzano que fotografiaba. También explicaba que la luz solar es esencial para el desarrollo natural de vegetales y frutas, esos que luego terminamos comiendo.

Por tanto, ¿es cualquier fruta y verdura natural? Seguro que esta historia, con la que concluimos el capítulo del sol, te ha dejado enseñanzas importantes. Las principales preguntas que debes hacerte ahora son las siguientes:

- Si un simple cristal es capaz de interferir en el correcto desarrollo de un árbol y sus frutos, ¿qué no hará en nuestras células la vida en interiores bajo luz artificial? ¿Qué pasará si nos da el sol a través del cristal de la ventana o de un coche en un viaje largo?
- Si la luz del sol es información que debo recoger, ¿qué información produce la luz artificial o aquella que procede del sol cuando los cristales modernos la filtran?
- Si 90 flashes nocturnos de una cámara —de menos de un segundo de duración cada uno— son capaces de interferir en el crecimiento de una planta, ¿qué pasa si el sol se va y encendemos las luces de la casa?

Obtendrás todas tus respuestas en el capítulo 8. El sol da forma a la vida en la Tierra. Cada punto geográfico recibe una luz diferente y, además, esta cambia con el paso de las estaciones. Cada forma de vida se ha adaptado a habitar una determinada zona del planeta, de tal manera que sufre si se encuentra fuera de su hábitat natural. Los seres humanos nos hemos escondido del sol y lo hemos sustituido por luz artificial. Hemos cambiado el alimento número uno, el más importante de todos, por otros del todo insalubres. De la misma manera que eres capaz de distinguir un dónut como comida procesada, debes ser capaz de distinguir la luz procesada. Alejarse del sol, evitar su luz o tonterías como protegerse de él es el camino más rápido hacia la enfermedad. Si continúas leyendo este libro, te aportaremos muchos más datos que te sorprenderán.

SUPER
VIVIR

CAPÍTULO 5

LAS MITOCONDRIAS

¿QUÉ ES LA VIDA?

Para que se produzca vida, debe haber una interacción entre estructura y energía, pues un cuerpo sin energía es un cadáver. Es decir, la anatomía humana es animada solo en presencia de la emanación de una fuerza vital interior que llamamos «energía». Existe un organismo encargado de producirla dentro de la célula: la mitocondria. Excepto en los glóbulos rojos, hay entre centenares y miles de mitocondrias en cada célula de tu cuerpo. Si tienes 37 billones de células, multiplicando por varios miles ese número te harás una idea de la astronómica cantidad de mitocondrias que habitan dentro de ti. El 30% de tu peso corporal corresponde a estas centrales energéticas de la vida.

Lo que debes hacer a lo largo de tu vida para sostener una salud plena es cuidar de tus mitocondrias. El doctor Jack Kruse denomina «mitocondríacos» a quienes, de forma proactiva, protegen la labor de estos minúsculos seres vivos. Mantener tu colonia plenamente funcional asegura que tus células tengan la energía necesaria para llevar a cabo todas sus funciones. Los enemigos de la civilización, de los que hablaremos en el capítulo 7, destruyen mitocondrias, mientras que los hábitos evolutivos, que desarrollaremos en el capítulo 8, las protegen. Pero antes te contaremos la historia de la vida de manera muy breve.

Hace miles de millones de años tuvo lugar un evento único: se estableció la relación entre dos seres vivos independientes que cambiaría la historia de nuestro planeta y posibilitaría tu nacimiento en este mundo. Cómo y por qué ocurrió nadie lo sabe; por qué no ha vuelto a ocurrir también escapa a nuestro conocimiento. Esta relación de la que hablamos comenzó a cimentarse hace dos mil millones de años, que se dice pronto. Por aquel entonces, células glucolíticas, que no utilizaban oxígeno, acogieron en su interior proteobacterias alfa independientes, que dependían del metabolismo oxidativo, es decir, necesitaban oxígeno. A partir de ese encuentro, las primeras evolucionaron en lo que hoy conocemos como «células eucariotas», con su núcleo y su ADN, mientras que las segundas abandonaron su vida exterior libre y dieron lugar a cloroplastos y mitocondrias. Desde ese momento, el citoplasma celular, el interior de la célula, se convirtió en el universo de estas bacterias para siempre. Esta relación, la más famosa de la historia, fue la clave para que apareciesen los organismos pluricelulares y, por tanto, para evolucionar hacia formas más complejas de vida. ¿Por qué? Las células tienen muy poca capacidad para fabricar energía fermentando glucosa en el citoplasma. Sin embargo, con la creciente presencia de oxígeno en la atmósfera, gracias a la acción de los organismos fotosintéticos, las mitocondrias fueron capaces de utilizarlo para generar enormes cantidades de energía que sustentaran la aparición de la vida en un orden superior.

El 25 de abril de 1953, el mundo conoció por primera vez la macromolécula de ADN gracias al trabajo de Watson y Crick, quienes, por supuesto, se llevaron su Nobel. Lo que *a priori* fue un descubrimiento de enorme importancia científica desvió el tiro de tal manera que acabó por tener consecuencias en la salud de los seres humanos. ¿Por qué? Lo desvelaremos a lo largo del capítulo.

Que nuestras mitocondrias sean bacterias implica algo fundamental: tienen su propio ADN. Durante los mil doscientos millones de años posteriores a la simbiosis de célula y bacteria, tuvo lugar un proceso evolutivo gradual en los descendientes de esa nueva célula. La bacteria fue cediendo al ADN nuclear los aproximadamente mil quinientos genes que albergaba. En la actualidad, nuestras mitocondrias conservan tan solo 37 genes. Lo que se consiguió de este modo fue optimizar la generación de energía, ya que estos 37 genes están implicados exclusivamente en la síntesis del adenosín trifosfato (ATP) o molécula energética de la célula. Cada día, fabricamos nuestro propio peso en moléculas de ATP, y el 95% lo hacen las mitocondrias. Es decir, lo que ocurrió para que existan seres tan complejos como nosotros fue una doble especialización:

1. El ADN celular contenido en el núcleo, a partir de ahora ADN nuclear (ADNn), se encarga de la anatomía, de la estructura.
2. El ADN mitocondrial (ADNmt) se especializó en la energía.

Vamos a añadir un tercer concepto a los dos iniciales que utilizamos para describir la vida:

Estructura + Energía + Información

El intercambio o flujo de información entre célula y mitocondria resulta vital. Es un lenguaje cimentado durante dos mil millones de años. Implica la existencia de dos inteligencias extraordinarias, lo cual permitió la transferencia precisa de la mitocondria al núcleo celular de todo lo necesario para optimizar estructura y energía, así como dar origen a otro tipo de vida inteligente: los animales y las plantas superiores. El ser humano se considera el más inteligente, se ve a sí mismo como la culminación de la obra evolutiva; sin embargo, puede que no sea más que una mera consecuencia. Así como el arquitecto ve ejecutada su obra, diseñada por él primero en su mente y luego sobre los planos, quizá no seamos más que la obra de otras inteligencias más finas que operan en nosotros o a través de nosotros. Como arriba, así sucede abajo, y viceversa.

Existen maneras de fomentar la comunicación correcta entre el ADNn y el ADNmt, entre célula y bacteria. Todas tienen que ver con la información que recibimos de la tierra, del sol y de la alimentación adecuada. Pero también existen formas de bloquear dicha comunicación ancestral. ¿Cómo? La luz artificial, las frecuencias electromagnéticas artificiales y la comida basura afectan a la señalización celular de modo bien descrito en la literatura científica. Esta señalización defectuosa bloquea el flujo de energía y produce enfermedad. Provoca, por ejemplo, la expresión incorrecta del ADNn, que con frecuencia termina en cáncer. A esto se le llama tener una mala epigenética.

Los genes se heredan y no pueden cambiarse. Esto es lo que estudia la genética mendeliana. Sin embargo, los genes se expresan y silencian de manera constante. Esta expresión selectiva está fuertemente guiada por los ritmos circadianos y por los Zeitgeber o agentes sincronizadores, de los que ya hemos hablado, sobre todo por el sol. Esto es lo que estudia la epigenética. Los mecanismos que expresan o silencian genes están fuertemente ligados a la comunicación entre las mitocondrias y el núcleo celular. Es decir, tus genes están fijos como las teclas de un piano; sin embargo, al igual que puedes expresar melodías sublimes sobre las teclas, puedes interpretar la melodía celestial de la salud o la cacofonía infernal de la enfermedad. En los capítulos 7 y 8 explicamos cómo.

TIENES DOS TIPOS DE MATERIAL GENÉTICO

Por tanto, en tus células coexisten dos tipos de ADN:

- ADNn.
- ADNmt.

Douglas Wallace es probablemente la persona que más sabe sobre mitocondrias en todo el mundo. Él y su equipo fueron los que descubrieron que, a diferencia del ADNn, el ADNmt se hereda exclusivamente de la madre. Un motivo más para honrar a las madres todos y cada uno de los días de nuestra vida. Él nos advirtió de la grave equivocación de la ciencia al ignorar el ADNmt casi por completo. El 95% de los esfuerzos se centran en el ADNn; es decir, en la parte de la célula que se encarga de nuestra anatomía, de nuestra estructura. Tan solo un 5% se dedica al estudio del ADNmt, el responsable de la energía. El doctor Wallace se encargó de demostrar que entre el 90 y el 95% de las enfermedades se deben a fallos en el sistema energético. Dicho de otra manera, un mínimo porcentaje de las enfermedades que padecemos son genéticas. El resto tienen que ver con la disfunción mitocondrial. No solo eso, salvo un 1-5% de las enfermedades genéticas, todas pueden mejorar o tratarse exitosamente cuando el metabolismo energético funciona a la perfección. Así pues, el cáncer, las enfermedades cardiovasculares, las neurodegenerativas o las autoinmunes tienen su origen en defectos en la generación de energía en las mitocondrias. El descubrimiento de Watson y Crick provocó tanto entusiasmo que, de la noche a la mañana, el núcleo de la célula recibió absolutamente toda la atención. Esto es un nuevo ejemplo de lo que define a la humanidad: descuidar lo que realmente importa para centrarse en lo que menos importa. Graba esto en tu mente:

Las enfermedades modernas o enfermedades de la civilización tienen su origen en la disfunción mitocondrial. Por ello, los tiempos modernos destruyen las mitocondrias y, por eso, los hábitos antiguos restauran su poder. La medicina mitocondrial se conoce como «medicina evolutiva» porque tiene en cuenta las características de la evolución; es decir, nuestro diseño se perfeccionó en la era antigua y, por tanto, funciona a la perfección en ese contexto, en ese ambiente. La reancestralización es el cúmulo de hábitos que recrean dicho ambiente para restaurar la salud perdida.

Según Wallace, si hubiéramos puesto el 95% del foco en el ADNmt, las enfermedades de la civilización habrían quedado enterradas en un pasado turbio. Además, la medicina evolutiva o las terapias mitocondriales son en su mayoría gratis: requieren reconectarse a la naturaleza, sin intermediarios. Sin embargo, las terapias genéticas generan mucho dinero a las farmacéuticas y a las empresas privadas.

El universo tiende al caos, a la entropía. La entropía es desorden, y la vida requiere orden. La vida, por tanto, es una lucha constante contra el caos, exactamente como sucede con el orden de tu armario o de tu habitación. Hay que aportar energía diaria para mantenerlo funcional. Orden significa salud. Caos significa inflamación y enfermedad. Como todo proceso que produce energía, también produce desecho. Finalmente, la muerte del cuerpo físico ha de llegar para llevar a cabo el proceso de regeneración. Así sucede en la escala del mundo celular y también en la nuestra. Así como las células y sus mitocondrias deben reciclarse y morir, nosotros también. ¿Cómo generamos orden? Poniendo energía en el ambiente. ¿Quién aporta esa energía? Tus mitocondrias.

CREACIÓN DE ENERGÍA EN LAS MITOCONDRIAS

Debemos introducir ideas nuevas si queremos producir un cambio real en tu manera de pensar. Es necesario un cierto choque, y para ello no podemos recurrir a expresiones gastadas que terminan por perder el significado. Es el momento de presentar un concepto ciertamente revolucionario:

¡Recolecta electrones!

¿Qué significa esto? La salud es una batalla entre todo lo que aporta electrones a tu cuerpo y aquello que los roba. Las células han de mantener una carga negativa neta todo el tiempo, y son las mitocondrias las que lo permiten. Si esa carga es drenada y es menos negativa (o más positiva), pierdes la capacidad de controlar la inflamación en la célula y corres el peligro de expresar los genotipos relacionados con la enfermedad. En otras palabras, pierdes tu poder redox. Como bien sabes, los electrones son los portadores de la carga negativa. Por tanto, recolectarlos resulta vital. Te lo explicaremos.

El ATP o molécula energética por excelencia se fabrica mayormente en las mitocondrias. ¿Cómo? Compartimos contigo los ingredientes de la receta:

- Electrones.
- Luz.
- Agua.
- Oxígeno.
- Campos magnéticos.

Las mitocondrias humanas revierten la fotosíntesis de las plantas y algas. En el colegio, estudiamos que las plantas capturan luz solar, agua y CO_2 para producir oxígeno y glucosa (el azúcar forma parte de la estructura de las plantas). Pero ¿qué hacen las mitocondrias? Lo contrario: utilizan glucosa y oxígeno para generar CO_2, agua y luz (por sorprendente que parezca). También pueden utilizar ácidos grasos y proteínas, pero estos están formados a partir de los constituyentes de la glucosa. ¿Por qué? Al principio no había animales, solo algas y plantas; por tanto, toda la comida que existe en el planeta procede del producto final de la fotosíntesis, es decir, de la glucosa. ¿No es una maravilla? ¿Estamos provocando un cambio en tu forma de ver la realidad?

Las mitocondrias, estas bacterias ancestrales, presentan una estructura con dos membranas; hay un hueco entre ambas que se conoce como «espacio intermembrana», y el lugar central se denomina «matriz». Los trece genes que se quedaron en la mitocondria, y que habitan en la matriz, sirven para fabricar las proteínas en las que la magia tiene lugar.

Estos complejos proteicos —así se llaman— están insertados en la membrana interna y son cinco, enumerados sucesivamente con números romanos. Al comer, la maquinaria celular se pone en marcha para extraer los electrones de la comida, unas partículas con carga negativa que van a parar al complejo I o al II: los que proceden de los carbohidratos terminan principalmente en el I, y los que proceden de las grasas o de los aminoácidos de la proteína, en el II. En estos dos complejos es donde comienza la cadena de transporte de electrones, en los que circulan en corriente continua por dos caminos alternativos:

- Del I al III y del III al IV.
- Del II al III y del III al IV.

Por último, el oxígeno que respiramos acoge estos electrones al final de la cadena para formar agua. Esto resulta importantísimo. Respiramos aire por dos razones:

1. Para mantener esta corriente continua, el flujo de electrones.
2. Para generar agua en las mitocondrias.

Al fin y al cabo, nuestras células utilizan electricidad para comunicarse. Somos seres eléctricos. El flujo de electrones se bloquea si no hay oxígeno. Esta es la razón por la que un ser vivo muere cuando deja de respirar: se acaba la corriente eléctrica. Como sucede en tu casa, la electricidad sirve para generar trabajo. ¿Qué clase de trabajo se realiza en tus mitocondrias? Esta energía producida por el paso de los electrones se utiliza para bombear protones de la matriz al espacio intermembrana a través de estos complejos proteicos. Una vez que se acumulan protones suficientes en este lugar, como se repelen entre sí, pues tienen todos carga positiva, tratan de volver a la matriz. El camino es mediante el complejo V, denominado ATP sintasa, que utiliza el flujo de protones de vuelta al origen para generar la preciada molécula ATP.

¿Por qué te explicamos todo esto, que entraña cierta complejidad? El motivo es que necesitamos que comprendas que todo se reduce a electrones y protones, a una corriente eléctrica continua que posibilita no solo tu vida, sino que tengas salud. Las mitocondrias no utilizan carbohidratos, proteínas ni grasas, sino electrones y protones. Esto tiene como principal propósito, acorde con el trabajo de Douglas Wallace y sus colegas, generar agua mitocondrial.

AGUA MITOCONDRIAL O AGUA METABÓLICA

Cuando pensamos en agua, la imaginamos primero en su fase líquida. Es ampliamente conocido que el agua también se puede encontrar en estado sólido (hielo) o gaseoso (vapor). Sin embargo, Gerald H. Pollack, profesor de Bioingeniería de la Universidad de Washington, descubrió que gran cantidad del agua que forma parte de nuestro cuerpo se encuentra en una cuarta fase que no es sólida, líquida ni gaseosa. La llamó «agua estructurada» o «agua EZ» (por las siglas en inglés de «zona de exclusión»). Es viscosa (piensa en la miel o en una gelatina). Una especie de gel con unas propiedades únicas que encierra una de las claves de la vida y que, a diferencia del agua que sale del grifo cuya fórmula química es H_2O, se dispone en capas de hidrógenos y oxígenos formando hexágonos. Ya no es H_2O, sino H_3O_2.

En contacto con membranas y proteínas, el agua siempre se comporta de este modo. Esta fase acuosa se denomina zona de exclusión porque excluye cualquier partícula que no sea hidrógeno y oxígeno. Y lo que podría ser anecdótico resulta que no lo es. ¿Por qué? El agua estructurada o EZ, a diferencia del agua corriente, posee una carga fuertemente negativa, mientras que lo que excluye tiene carga positiva. Esto conforma literalmente una batería: un polo positivo y un polo negativo, lo que ofrece la posibilidad de llevar a cabo un trabajo para la célula. Es decir, las mitocondrias no solo sintetizan ATP, también se comportan como baterías que favorecen una mayor cantidad de trabajo.

El descubrimiento que sorprendió al doctor Pollack planteó un problema añadido: así como debemos cargar la batería de los teléfonos móviles, también debe cargarse de algún modo la batería formada por el agua EZ. Dicho de otra manera, ¿quién aporta energía al sistema para formar esta zona de exclusión? Llevó un tiempo descubrir la respuesta. Tras varios experimentos a los que llegaron fortuitamente, vieron que la luz infrarroja era la responsable. Ninguna otra tuvo efecto. Aproximadamente, el 70% de la luz solar es infrarroja y roja, y no solo eso, sino que, además, está presente durante todo el día, por lo que supone energía gratuita para quienes no tienen miedo al sol.

Efectivamente, los experimentos confirmaron que, irradiando con luz infrarroja el agua estructurada, la zona de exclusión formada a partir de las membranas celulares y proteínas era mucho mayor. Por tanto, se puede decir que el sol convierte tus baterías en superbaterías. La diferencia entre una pila excelente y una mala está en la exposición al sol. En esto se evidencia la utilidad de las saunas infrarrojas y dispositivos que irradian luz infrarroja y roja. En realidad, el rojo del sol aumenta la cantidad de agua que nuestras mitocondrias fabrican, y el infrarrojo obra el resto del milagro. Podría pensarse que es anecdótico y que, en realidad, todo se debe al ATP. Sin embargo, el trabajo de científicos como Gilbert Ling mostró que las enormes cantidades de ATP producidas por las mitocondrias no pueden ser, ni remotamente, las responsables de todas las reacciones químicas. Pollack remató el trabajo de Ling al descubrir que los beneficios del agua EZ que fabrican las mitocondrias gracias a los electrones de la comida son numerosos:

- Constituye un almacenamiento de energía que puede entregarse a los lugares donde hace falta.

- Al ser más densa, acorta la distancia entre las proteínas de la cadena de transporte de electrones facilitando el paso de la corriente para sintetizar más ATP. Por eso, los dispositivos de terapia que emiten luz infrarroja y roja, así como las saunas de infrarrojos, dan tan buenos resultados. Hablaremos de ellos en el capítulo 8.
- Favorece los procesos metabólicos al aumentar la velocidad de las reacciones químicas.
- Funciona como un antioxidante.

Fuera de las mitocondrias, en la célula y en el resto del cuerpo, el agua cargada por el sol también aporta numerosos beneficios, entre ellos el aumento del flujo sanguíneo, lo que favorece la oxigenación de los tejidos. Como ves, el sol es maravilloso para la salud celular y mitocondrial, hasta el punto de que la comunidad científica está empezando a considerar estos procesos una fotosíntesis animal. Al fin y al cabo, es energía extra totalmente gratuita. Por el contrario, los enemigos principales de la civilización, de los que hablaremos en el capítulo 7, deshidratan tus células y te hacen perder el potencial para llevar a cabo reacciones químicas, ralentizan tus mitocondrias y terminan por producir enfermedad. Esto es lo que hacen, entre otros, las ondas emitidas y recibidas por tu teléfono móvil.

Particularmente, nosotros seguimos una dieta cetogénica rica en grasas animales y aceite de coco. Uno de los motivos principales por los que esta forma de alimentación es tremendamente eficaz es que las grasas saturadas producen más del doble de agua metabólica en las mitocondrias que los carbohidratos. Cuando pensamos en hidratación, imaginamos una botella de agua. Sin embargo, el «mitocondríaco» debe saber que hablamos de agua mitocondrial, y aquí la hidratación consiste, aparte de en beber agua, en consumir aquellos alimentos que aportan más electrones y en estar en la naturaleza la mayor parte del tiempo posible. Hablaremos de todo esto.

LA SEÑALIZACIÓN CELULAR

Tal vez hayas oído hablar de los radicales libres. Debido a que es probable que las mitocondrias sean la mayor fuente de producción de estas moléculas altamente reactivas y a que muy poca gente comprende su papel real en los procesos de la vida, debemos hablarte de ellas a fin de que dispongas de la información precisa. Los radicales libres se ven con una connotación negativa; sin embargo, resultan fundamentales en la comunicación entre las diferentes células, en especial entre las mitocondrias y el núcleo de cada una de ellas. Debido a la particularidad del ser humano de poner etiquetas a todo, estos se describen como productos de desecho tóxicos, pero queremos sustituir esta noción en tu mente por otra más acorde a la realidad.

La visión común es que en el proceso de la generación de ATP en la membrana interna de las mitocondrias se producen radicales libres, del mismo modo que una fábrica desecha humo por sus chimeneas. Y es así, pero tienes que entender que estos son necesarios para sostener la salud y, por tanto, no deberían considerarse tóxicos. Los radicales libres, también llamados «especies reactivas de oxígeno y nitrógeno» (ROS y RNS, por sus siglas en inglés), son moléculas a las que les falta un electrón o varios que necesitan de manera urgente. Por ello, son muy eficaces en el arte de robar estas partículas a otras moléculas; en primer lugar, en la mitocondria, en la que se producen, y después en el resto de la célula. Sus objetivos principales son dos:

- Cierto tipo de ácidos grasos (los omega-6 fundamentalmente) que forman todas las membranas biológicas.
- Las proteínas.

Si la producción de ROS y RNS excede ciertos límites o el sistema antioxidante está debilitado, pueden causar daño, primero en el ADNmt y después en el ADNn. Por supuesto, hay otros lugares en la célula más allá de las mitocondrias en donde se producen radicales libres, pero no entraremos en estos temas en esta ocasión. ¿Son entonces las ROS y las RNS las culpables del daño que puede llegar a producirse? Lo cierto es que no. Su presencia, en cantidades evolutivas, dicta numerosos mensajes necesarios para el correcto funcionamiento del cuerpo. Pongamos varios ejemplos:

- Cuando se está comiendo y generando suficiente ATP o energía, la producción de ROS en las mitocondrias señala en el núcleo la expresión de ciertos genes con el objeto de repartir los nutrientes de la forma adecuada, de fabricar antioxidantes, de poner en marcha los procesos de saciedad y multitud de funciones necesarias.
- Cuando la luz solar incide en los diversos tejidos, la producción de ROS pone en marcha la síntesis de hormonas necesarias para regular el apetito, tener sensación de bienestar (betaendorfinas), oscurecer el color de la piel (melanina) o sintetizar antioxidantes de diferente tipo. A su vez, la luz UVA produce los radicales necesarios para provocar la dilatación de los vasos sanguíneos y así regular la tensión arterial.
- Practicar ejercicio produce radicales libres que actúan como señal para promover la salud del músculo y del organismo en general.

Por tanto, los radicales libres no son tóxicos *per se*. Como hemos avanzado, solo cuando rompemos la respuesta evolutiva a través de los malos hábitos de la era moderna se puede dar lugar a lo que se conoce como «estrés oxidativo» y a la destrucción de los dos tipos de ADN que portamos. Para ello, tienen que darse dos condiciones:

1. Demasiada producción de moléculas altamente reactivas.
2. Agotamiento de la potente maquinaria antioxidante que nuestras células generan por sí mismas cuando nos conectamos a la naturaleza.

Un organismo está en peligro tan solo cuando la oxidación excede la capacidad del sistema antioxidante. Por eso, es importante que conserve su potencial o poder redox. Como decíamos, las células deben mantener una carga negativa neta en todo momento. Esto significa que disponen de electrones —los portadores de la carga negativa— suficientes para sustentar la salud. Básicamente, lo que las moléculas antioxidantes hacen es donar esos electrones que necesitan con desesperación los radicales libres, para así evitar que los roben a moléculas vitales. Ejemplos de antioxidantes son la melatonina, el glutatión, la vitamina C, la vitamina E y otras enzimas con nombres más técnicos. Un antioxidante muy especial es el *grounding* o tener la piel en contacto con la superficie de la tierra, ya que aporta electrones a nuestro cuerpo que pueden servir para neutralizar la acción de los radicales libres. Hablaremos del *grounding* en el capítulo 8. Lo cierto es que, tal y como lo estamos planteando, parece demasiado difícil que las ROS y las RNS causen daño en nuestro cuerpo con la cantidad de herramientas que tenemos para controlarlas. Esto te puede dar pistas sobre el enorme problema que suponen las condiciones de la vida moderna y lo mucho que nos alejan de los hábitos que respetan el diseño humano. La naturaleza jamás previó que fuésemos a romper sus reglas.

Los radicales libres son buenos y necesarios; los hábitos humanos modernos son un desastre de proporciones épicas. El potencial redox de la célula depende mucho de las mitocondrias. Un buen potencial redox permite llevar a cabo el trabajo necesario. Los electrones tienen lo que se conoce como «poder reductor»: cuando una sustancia dona un electrón a otra, en bioquímica decimos que la reduce; cuando una sustancia pierde el electrón, decimos que se oxida. De ahí el término «redox», reducción-oxidación. Muchos gurús de la alimentación recomiendan toda una serie de protocolos detox a base de zumos de todo tipo o cualquier otro procedimiento. El mejor detox es tener un buen redox. Y para ello necesitas recolectar electrones. Aquí, un mantra:

PRIMERO REDOX Y LUEGO DETOX

Recuerda: la vida es estructura, energía y señalización celular. Las mitocondrias, las poderosas baterías que dan energía a la vida, usan estas moléculas para comunicarse a la vez que sintetizan varios antioxidantes. Uno brilla por encima de los demás: la melatonina.

AUTOFAGIA Y APOPTOSIS

Estos dos programas celulares, de una importancia suprema, regulan la salud de los seres vivos:

- La autofagia es un término cada vez más conocido gracias al Premio Nobel de Medicina de 2016 Yoshinori Ohsumi, quien describió los mecanismos de lo que se conoce como el «sistema de reciclaje de los organismos». En efecto, la autofagia consiste en el reciclaje de material biológico: se degradan proteínas y organelos celulares enteros y disfuncionales para aprovechar sus partes de nuevo. De esta manera, se impide que se acumulen desechos a la vez que se aprovechan los recursos disponibles. Por ejemplo, una proteína que se ha desnaturalizado, que ya no sirve, puede degradarse en sus aminoácidos individuales, que se utilizarán para construir otras proteínas, minimizando la necesidad de ingerirlas. Un organismo con autofagia defectuosa necesitará comer más a la vez que seguirá acumulando desechos. El alzhéimer tiene como característica la formación de placa amiloide, que son restos de proteínas que se acumulan en el espacio entre las neuronas impidiendo el flujo sanguíneo y el aporte de oxígeno y nutrientes. Podemos decir que las enfermedades neurodegenerativas son la consecuencia de un programa de autofagia fallido. Como decíamos, no solo las proteínas pueden reciclarse, también órganos celulares enteros, como las mitocondrias. En el proceso más específicamente conocido como mitofagia (autofagia de mitocondrias), aquellas que sean disfuncionales, pues producen demasiados radicales libres y poco trabajo, deben reciclarse. Estas bacterias están constantemente replicándose a sí mismas. Cuando mitocondrias con ADNmt mutado se replican, duplican sus mutaciones y producen lo que se conoce como «heteroplasmia», que no es más que una presencia de mitocondrias con ADN mutado y mitocondrias con ADN sin mutar en una misma célula. Cuando el grado de heteroplasmia excede un límite, se puede producir cáncer y otras enfermedades de la civilización. El asunto es aún más preocupante, porque bebés de madres con altos niveles de heteroplasmia heredan sus mutaciones, y esta es una de las principales causas del autismo (enfermedad desconocida prácticamente antes de la década de 1970), así como del cáncer infantil. ¿Por qué se produce la heteroplasmia? Por una falta alarmante de mitofagia, fruto de las condiciones de la vida moderna. A continuación, te explicaremos cómo prevenirla o revertirla en la medida de lo posible.

- La apoptosis no es más que la muerte celular programada. Cuando una célula pierde su función, presenta inflamación y estrés oxidativo, pone en marcha mecanismos, gran parte de ellos regulados por las mitocondrias, que producen su degradación y muerte inmediata: un suicidio por un bien mayor. El mundo celular no deja de sorprendernos. Sin embargo, cuando este programa se destruye, como es el caso del cáncer, cuyas células evitan la apoptosis y por eso se consideran inmortales, la persona está en grave peligro.

Ante semejante panorama, debes plantearte las preguntas adecuadas. La que probablemente necesita una respuesta inmediata es la siguiente: ¿Cómo puedo regular correctamente los dos programas celulares más importantes? Por fortuna, la evolución se tomó el tiempo necesario para poner todo en orden. Existe una hormona, de la que ya hemos hablado, encargada de regular estos dos programas de manera precisa: la melatonina. Tiremos del hilo.

- La luz infrarroja del sol genera melatonina.
- La luz ultravioleta del sol genera serotonina, que por la noche se convertirá en melatonina. Cuanta más información se descargue del sol, más serotonina, y cuanta más serotonina, más melatonina.
- El respeto por los ritmos circadianos es esencial para producir melatonina nocturna.
- La alteración de los ritmos circadianos destruye la melatonina.
- El sol entrena los ritmos circadianos.
- La luz artificial destruye la melatonina y los ritmos circadianos.
- La exposición al frío genera melatonina.
- En invierno, al calor del hogar y bajo la luz artificial al atardecer y por la noche, se destruye la melatonina.
- Comer de noche desajusta los ritmos circadianos y la melatonina.
- Comer durante el día, especialmente tras la salida del sol, entrena los ritmos circadianos.

Repetimos que la melatonina es la encargada de regular la autofagia y la apoptosis, de mantener las mitocondrias saludables, las que recicla en el momento oportuno, y ejerce como el antioxidante más potente del cuerpo. ¿Sigues pensando que la comida es lo más importante? ¿Estás comenzando a comprobar por qué el sol, la oscuridad o el frío, pertenecientes al alimento que denominamos «impresiones del exterior», constituyen el más alto orden de alimentación?

Las mitocondrias son las baterías de las células. Tienen su propio ADN y lo heredamos de nuestras madres. El mantenimiento y la reparación de estas bacterias resulta fundamental para sostener la salud. Son las encargadas de conservar el potencial redox del organismo y de producir ATP, la molécula energética por excelencia. Por tanto, debes mantener tus mitocondrias hidratadas y llenas de antioxidantes, sobre todo melatonina. Para ello, huye de los enemigos de la civilización que describiremos en el capítulo 7 y reconecta con la naturaleza.

La medicina moderna nos ha fallado al focalizarse en el ADN nuclear y dar de lado a los genes clave en el mundo que vivimos, el ADNmt. Ante bajos niveles de melatonina, se nos receta un suplemento, sin comprender el verdadero papel de la hormona maestra de los ritmos circadianos en los procesos de autofagia y apoptosis, que sin embargo están bien descritos en la literatura. Nos venden alimentos detox y suplementos antioxidantes, aunque nunca deberíamos ingerir, salvo de manera puntual y sabia, aquellas moléculas que nuestro cuerpo fabrica, porque alteramos el equilibrio de todas las cosas. Tomar antioxidantes podría ser peligroso, pues supone entender los radicales libres como un enemigo y se corre el riesgo de entorpecer la correcta señalización. Por eso, nuestro principal consejo es practicar la medicina evolutiva y la medicina mitocondrial. Esto requiere eliminar el intermediario y reconectarse a la naturaleza: es ella la que tiene las respuestas. Para terminar con el asunto de las mitocondrias, te vamos a ofrecer la información práctica necesaria.

La medicina convencional cree que solo existe una forma de generar melatonina: por la noche, en ausencia de luz. Sin embargo, tu médico o nutricionista nunca te advertirá sobre los peligros de la luz artificial cuando el sol se va; en cambio, te recetará un suplemento de melatonina. Nunca te hablará de los peligros de la destrucción de los ritmos circadianos ni, por tanto, de los dos programas celulares que hemos mencionado. A tu médico solo le importa que tengas el colesterol por debajo de 200, lo cual es una aberración antinatural. Cuando te conectas a la naturaleza, el colesterol sube, incluso por encima de 200 y de 300 mg/dl, y la melatonina inunda tus mitocondrias para producir salud. Tus células pueden decir la hora en todo momento y los genes del ADN celular expresan la sinfonía de la salud. Solo para que nadie te engañe, existen dos formas de sintetizar melatonina:

- Con luz solar, durante el día.
- En la oscuridad necesaria de la noche.

No nos lo estamos inventando, cualquier profesional que despierte puede leer en la literatura que la primera melatonina se llama «diurna» o «subcelular», la que se produce en las mitocondrias de todas tus células, y a la segunda, «melatonina nocturna» o «pineal», que casualmente también se gesta durante el día con luz UV. Literalmente, cualquier momento del día es bueno para sintetizar la hormona clave antioxidante y reguladora de la autofagia y la apoptosis, siempre y cuando no enciendas la luz de casa por la noche (o la sustituyas por unas especiales de las que te hablaremos más adelante).

CAPÍTULO 6

LA ERA MODERNA EN LA QUE SUBSISTIMOS

En este capítulo, hacemos referencia a la Era Moderna como la época reciente en la que el ser humano adopta un estilo de vida distinto al que históricamente había mantenido durante más de dos millones de años. Dentro de este período, podemos englobar tres etapas diferenciadas:

- La aparición de la agricultura en el Neolítico.
- El origen de la luz artificial.
- La proliferación de los campos electromagnéticos creados por el ser humano.

EL COMIENZO DEL CAMBIO

El inicio de la práctica de la agricultura y de la ganadería, y su extensión, con la domesticación de diversos animales, en el Neolítico, hace unos diez mil años aproximadamente, supone el comienzo de una nueva era.

En ese tiempo, el ser humano abandona el estilo de vida nómada de los cazadores-recolectores para adoptar otro predominantemente sedentario: se asienta de manera permanente en núcleos de población estables, donde se fomentan las transacciones comerciales a la vez que se incorpora un tipo de alimentación a la cual el ser humano no estaba evolutivamente adaptado. Los hornos que se crean para cocinar y mejorar las propiedades de la cerámica hacen posible el almacenamiento de alimentos y su transporte. El comercio de proximidad inicia la expansión de sus horizontes, y se utiliza a los animales más grandes y fuertes para llevar las mercancías allá donde sea necesario. Sobre estos cambios se fundamentan las bases para el desarrollo tecnológico posterior en la red de transporte, que nos ha posibilitado dar buena cuenta de una piña tropical en unas latitudes nada propicias para su desarrollo, en lugar de limitarnos a comer aquello que nuestro entorno más cercano pone a nuestro alcance. Esto también ha propiciado que un africano pueda elegir Alaska, en donde el sol no aporta suficiente energía para sus mitocondrias ecuatoriales, como su lugar de residencia. La multiculturalidad en toda su esencia, con sus cosas buenas y no tan buenas.

Por otro lado, las diferencias sociales aumentan al no considerarse ya demasiado importante la experiencia de la edad o una más que probada capacidad para la caza. Atesorar mayores conocimientos y habilidades para la economía ayuda a mejorar el estatus, pues el comercio de intercambio cobra una gran relevancia. La necesidad de salud y el buen estado de forma, requeridos en el pasado para asegurar la supervivencia y que llevábamos grabado a fuego en nuestro código genético, comienza a diluirse.

No resulta extraño, pues, que todos estos cambios en el estilo de vida de nuestros ancestros tuvieran un efecto directo de acción-reacción puesto de manifiesto a raíz de un descubrimiento revelador.

RESTOS DE TRIBUS EN YACIMIENTOS DE ESTADOS UNIDOS

Los restos de túmulos funerarios encontrados en Dickson Mounds, Illinois, ponen en evidencia el estilo de vida de los cazadores-recolectores que vivieron en esta zona alrededor del 1.000 a. C. Por razones que se desconocen, parece que la población sufrió un cambio drástico en su alimentación en apenas trescientos años: pasaron de un estilo de vida de cazadores-recolectores a otro radicalmente distinto basado principalmente en una agricultura del cereal (maíz, sobre todo), en un abrir y cerrar de ojos desde una perspectiva histórica. La caza excesiva y descontrolada, que incide de forma negativa en las grandes poblaciones de animales, puede estar detrás de las causas. Otra de las hipótesis que se barajan (algo más arriesgada) para explicar este cambio forzoso es el impacto de un meteorito lo bastante grande como para alterar el clima existente y provocar extinciones masivas de la fauna. Como hemos dicho, seguro que ayudó en el proceso la expansión del comercio a larga distancia, que promovió asentamientos más permanentes que los provisionales que había hasta entonces.

Se constató un aumento exponencial de la población después de que la agricultura se volviera una práctica común, pero a un alto coste. Los restos óseos encontrados pertenecientes a la época posagrícola muestran el claro detrimento de la salud en comparación con los huesos del período anterior. La disminución de la longitud del fémur y el diámetro de la tibia en los niños del período posagrícola, defectos en el esmalte, anemia por deficiencia de hierro, lesiones óseas y condiciones degenerativas de la columna así lo evidencian. La reducción en la altura de la población agraria sedentaria es también un hecho comprobado.

Se han descubierto discrepancias similares en la altura en otras civilizaciones antiguas. Esqueletos encontrados en Grecia y Turquía revelan que, hace doce mil años, con la adopción de la agricultura se desplomó la altura promedio de los cazadores-recolectores. Hacia el año 3.000 a. C., los hombres de esta región del mundo medían solo un metro y medio, lo que refleja un empobrecimiento masivo en su estado de salud general, y en multitud de estudios en diferentes poblaciones se pone de manifiesto la fuerte correlación existente entre la altura adulta y la calidad nutricional. De un estudio sobre la estatura masculina en 105 países se llegó a la siguiente conclusión: en naciones en las que la altura media de la población es mayor, el consumo de proteínas vegetales disminuye de forma notable en favor de las proteínas animales, sobre todo las procedentes de los lácteos, cuyas tasas de consumo más altas se encuentran en el centro y el norte de Europa, con un máximo de estatura masculina promedio de 184 cm, localizado en los Países Bajos (paradójicamente).

En este gran estudio de calidad nutricional es cuando menos interesante que la ingesta de alimentos de origen animal se correlaciona directamente con una mayor altura en los hombres. Los autores señalan que, incluso en condiciones de equivalencia calórica, en culturas con gran cantidad de plantas en la dieta respecto a culturas con gran cantidad de animales, la altura promedio era mayor en estas últimas.

Otros estudios han llegado a conclusiones similares respecto al papel clave que desempeña la calidad nutricional en la determinación de la estatura adulta. La evidencia de los estudios indica que una baja estatura (lo cual refleja un retraso en el crecimiento) en los países que no cuentan con altos ingresos se debe a las condiciones ambientales, y la propicia en especial una nutrición deficiente durante los primeros años de vida. Esta revisión sugiere que la estatura adulta es un marcador útil que refleja el tipo de nutrición y el nivel de vida de las poblaciones, y que debería medirse de forma rutinaria.

Además de la disminución de la altura, los nativos americanos enterrados en Dickson Mounds sufrieron un incremento de infecciones bacterianas. Estas dejan marcas en la superficie externa del hueso, conocida como «periostio». La tibia es muy susceptible a tal daño debido a su flujo sanguíneo limitado. El examen de las tibias de los esqueletos reveló que, después de la agricultura, el número de estas lesiones periósticas se triplicó, pues un 84% de los huesos de este período presentan esta afección. Las lesiones óseas también tendían a ser más graves y a aparecer más temprano en la vida de los pueblos posagrícolas.

Otro tipo de lesión presente en los huesos, conocida como «hiperostosis porótica», que sucede en el cráneo y en los huesos más delgados del cuerpo, sugiere deficiencias de nutrientes como el zinc y el hierro. Estas llamativas lesiones hacen que los huesos delgados tengan una apariencia esponjiforme a medida que la médula se expande y que otras capas se erosionan. Las cuencas de los ojos y los cráneos mostraban hiperostosis porótica, nuevamente con marcas que evidencian un aumento en la aparición y la gravedad después de que se dejara a un lado la caza en favor de la agricultura. La incidencia de degeneración artrítica de las articulaciones deterioró la columna vertebral también. Los defectos en el esmalte dental, que indican una ingesta inadecuada de las vitaminas liposolubles exclusivas de los alimentos de origen animal, también se incrementaron durante este período.

Claramente, comer menos animales y más plantas cultivadas fue un desastre para la salud de estos pueblos, que se deterioró considerablemente a pesar del aumento de la población.

LA DOMESTICACIÓN DE LA ELECTRICIDAD

Nuestro primer contacto con la electricidad probablemente se remonte al principio de los tiempos, cuando experimentamos por primera vez el increíble poder de la energía que se libera durante una tormenta eléctrica y, al igual que una aldea de irreductibles galos conocida por algunos, temimos que el cielo cayese sobre nuestras cabezas a causa de un fenómeno natural al que todavía no estábamos acostumbrados. Y es que una tormenta eléctrica puede llegar a generar una potencia de una magnitud similar al consumo eléctrico de un país avanzado durante un año.

Pero no solo desde el cielo sentimos su efecto. También lo hicimos cuando entramos en contacto con ciertos animales marinos que emiten descargas y cuando descubrimos algunos materiales que, al frotarse, adquieren la capacidad para atraer distintas partículas e incluso producir chispas. Seguro que recordamos de nuestra infancia lo que pasaba al quitarnos un jersey de lana en una habitación a oscuras o al frotarnos con un globo los pelos, que se alborotaban como por arte de magia a causa del efecto de la electricidad estática.

En los comienzos, la electricidad se empleó como tratamiento para algunas enfermedades o afecciones por el efecto de aturdimiento que provocaba exponerse a su acción de manera controlada, pero no fue hasta el siglo XIX cuando se extendió su aplicación práctica, sobre todo para un uso industrial y doméstico.

El 21 de octubre de 1879, Thomas Alva Edison mostró por primera vez una bombilla que se mantuvo encendida durante cuarenta y ocho horas. En su laboratorio de Nueva Jersey, durante la Nochevieja de ese mismo año, asombró a las más de tres mil personas que se congregaron para verlo encender y apagar un circuito con cuarenta bombillas incandescentes. El 27 de enero de 1880, Edison consiguió la patente de la bombilla, acontecimiento no exento de cierta polémica, pues aunque en el colegio aprendimos que Edison fue el inventor, mucha gente afirma que Joseph Swan, Humphry Davy o Henry Woodward lo habían conseguido años antes. Incluso Tesla, el descubridor de la corriente alterna, se encuentra entre los posibles candidatos a la autoría del ingenioso invento.

No obstante, las consecuencias de implantar estas nuevas tecnologías pronto se hicieron notar. Los efectos de la exposición a los campos electromagnéticos provocados por señales eléctricas empezaron a hacerse evidentes con la llegada del telégrafo. Y esto ocurre años antes de la aparición de la luz artificial. Por aquel tiempo, nadie caminaba desnudo para recibir la suficiente luz del sol a fin de producir la vitamina D necesaria (hoy en día tampoco), lo que facilitó que enfermasen los operadores de telégrafos, quienes padecían una serie de síntomas nada agradables: palpitaciones, mareos, insomnio, problemas de visión, dolores de cabeza, agotamiento, depresión, pérdida de memoria e incluso enfermedad mental.

La luz artificial, que serviría para ahuyentar los demonios de la noche, traería otros consigo de los cuales daremos buena cuenta en el siguiente capítulo. Pero, antes, hagamos una parada en el último período que llega hasta nuestros días.

LA ERA DEL 5G

En pleno siglo XX, desentrañando las partículas a nivel subatómico, se estudia la electricidad desde un punto de vista radicalmente distinto: la física relativista y cuántica. Y se hacen enormes descubrimientos y avances: desde la energía nuclear y su aprovechamiento en nuestro interés particular (no siempre por una buena causa) hasta la invención de aeronaves que nos acercaron a la conquista espacial al permitirnos poner un pie en la Luna, en busca siempre de una tecnología más rápida y eficaz que nos lleve cada vez más lejos.

La instalación de la red móvil de quinta generación, el 5G, que utiliza bandas de frecuencias más altas que las anteriores versiones, lo que mejora los tiempos de respuesta y la conectividad global, se está extendiendo, de tal forma que cada vez cuesta más encontrar lugares vírgenes en los que no se sienta su presencia.

En algo menos de cien años, los cambios que se han producido resultan difíciles de creer si los analizamos con detenimiento, y mucho más si los comparamos con los que se sucedieron en cualquier otro período de la historia en tan corto plazo de tiempo: ordenadores, dispositivos móviles electrónicos, vehículos, aviones, electrodomésticos, instrumental médico, robótica, aceleradores de partículas, un sinfín de herramientas propias de la civilización actual de las que nos hemos hecho dependientes en gran medida.

La era digital ha llegado para instalarse definitivamente entre nosotros y se expresa a través de una verdadera revolución tecnológica que está transformando de forma clara y profunda los hábitos, el lenguaje, la vida y las costumbres de gran parte de la población para crear una nueva cultura, una nueva manera de existir. Cada vez estamos más conectados potencialmente con todo y todos, pero menos con nosotros mismos y con nuestra salud.

Es cierto que la sensación de seguridad, las comunicaciones, el acceso al conocimiento y todas las comodidades que disfrutamos día a día, y a las que nos ha costado tan poco acostumbrarnos, han elevado nuestro nivel de vida, o al menos nos la han hecho más cómoda en ciertos aspectos, sobre todo en relación con la Edad Antigua, en la que sobrevivir era el mayor privilegio.

Implantar los últimos avances que la ciencia y la investigación ponen a nuestro alcance de una manera genérica no nos está saliendo gratis. Afectan a una gran mayoría de la población mundial y no nos paramos a valorar debidamente las contraindicaciones que arrastran consigo para tomar las medidas de contención que minimicen los más que probables daños. En otras ocasiones lo hacemos de una manera laxa por anteponer el más que evidente interés económico de unos pocos que cuentan con el poder suficiente para diseñar las regulaciones que les convienen.

No se trata, por miedo a lo desconocido, de quemar en la hoguera a toda persona con una idea revolucionaria que aporte un nuevo conocimiento que mejore nuestra vida en algún aspecto ni desechar cualquier invento hecho por la mano del hombre, por la falsa creencia de que atenta contra las leyes naturales. Tampoco de retornar al mundo cien por cien analógico que pudimos experimentar cuando vivíamos en las cavernas y no teníamos alternativa. Lo que sí podemos hacer es tomar conciencia de que el progreso por el progreso es como un asno cegado detrás de una zanahoria, que puede acabar despeñándose por un precipicio.

LOS EFECTOS DE LA VIDA MODERNA

No debería ser suficiente conformarse con subsistir en este mundo moderno, un mundo en el que ha aumentado la población más de un 50%, han desaparecido (también con nuestra «inestimable» ayuda) más de un millón de especies de plantas y animales, millones de toneladas de plástico se siguen acumulado en nuestros vertederos y cada vez hay menos árboles cubriendo la Tierra y menos agua potable, al mismo tiempo que aumentan de forma incesante el CO_2 y el metano de nuestra atmósfera.

La magnetosfera, estable durante unos cuatro mil años, comienza a notar el efecto de los campos electromagnéticos no nativos que hemos hecho proliferar en paralelo a como lo han hecho las enfermedades neolíticas. La estratificación de los océanos supondrá la pérdida de una de las mejores armas para mitigar los efectos de los campos electromagnéticos no nativos ambientales. La disminución del hierro en ellos vuelve el agua más transparente y azul; menos viva: cuando contemples esos mares tropicales de aguas tan transparentes, ya sabes lo que implica.

El hierro absorbe el exceso de los campos electromagnéticos protegiendo de esta forma el suministro de alimentos marinos, igual que lo hace el núcleo de una estrella moribunda, que acumula este elemento a medida que se agota la energía, y emite frecuencias electromagnéticas antes de explotar. Nos resultó más que interesante descubrir que el hierro también se acumula en las neuronas enfermas y que están a punto de morir... (como arriba, así es abajo, ¿una vez más?).

Cuando el campo electromagnético nativo aumenta su potencia, percibimos que necesitamos más carbohidratos para regenerar nuestros niveles de ATP más rápido y compensar así la ineficiencia energética en nuestra membrana mitocondrial interna por la pérdida de electrones a nuestro entorno. También proliferan las citocinas inflamatorias que elevan la temperatura, y los tejidos comienzan a concentrar hierro para protegerse de los campos electromagnéticos. Una temperatura más alta también significa que tus tejidos pierden oxígeno y se vuelven hipóxicos. Y estas circunstancias son las que se dan cuando pierdes energía en tu entorno por cualquier motivo.

Pero ¿de dónde obtenemos la energía que necesitamos? Proviene de los electrones del agua y de los alimentos. La comida crece de acuerdo con el ciclo de la luz y el agua en todo el planeta. Esto significa que el efecto fotoeléctrico está integrado en la estacionalidad de los alimentos donde crecen, según la latitud y la longitud de su ubicación en la Tierra. Como vemos, la comida también tiene un vínculo natural con el ciclo de temperatura nativo de nuestro mundo.

Estamos comprobando que los fundamentos de la vida están cambiando radicalmente en la Tierra por el ser humano, la química del agua y el campo electromagnético sobre todo. Y, aunque según la NASA no nos vayamos a quedar sin luz solar en un corto plazo de tiempo, ya nos estamos quedando sin agua y perdiendo oxígeno atmosférico a un ritmo alarmante.

AGUA Y OXÍGENO

Los niveles de agua dulce y de oxígeno están inextricablemente vinculados, evolutivamente hablando. Esta es la razón por la cual la deshidratación intracelular resulta devastadora para la función mitocondrial en la vida, fenómeno que se reproduce con frecuencia hoy en día en la Tierra debido, sobre todo, a cincuenta años de una ampliación masiva de campos electromagnéticos. El agua dulce está llegando al mar a un ritmo récord, modificando el pH y la densidad del agua, lo cual acidifica el océano y extermina el plancton fotosintético, responsable de producir la mayor parte del oxígeno para toda la vida en el mar. La base de la cadena alimentaria marina. El último círculo de la vida.

Hay quienes sostienen que son las emisiones de carbono y el uso de combustibles fósiles los culpables de que esto ocurra, pero nosotros no. Los medios de comunicación consiguen que el mundo crea que el planeta se está calentando; sin embargo, los datos lo contradicen, pues muestran que la temperatura apenas ha variado desde 1995. Recientemente, una conclusión extraída de un artículo del físico canadiense Qing-Bin Lu, de la Universidad de Waterloo, en Ontario, sostiene que el cambio climático podría estar relacionado directamente con el problema de los campos electromagnéticos que estamos abordando aquí.

De forma parecida a como ocurre en los océanos, cuando el ser humano se enfrenta a la deshidratación en sus células y pierde agua, el pH de su suero se modifica y también la densidad del agua en su plasma sanguíneo, lo que hace aumentar la concentración de las partículas suspendidas en él. Estas partículas son los triglicéridos y partículas LDL pequeñas y densas. El tamaño de las partículas y la densidad de las lipoproteínas de colesterol actúan de la misma manera según las leyes de la naturaleza, por eso los perfiles de lípidos se alteran cuando la falta de agua y los campos electromagnéticos excesivos están presentes en nuestro entorno, porque provoca un cambio en la densidad y el tamaño de las partículas de las lipoproteínas LDL. Este cambio imita a la perfección la enfermedad que hoy conocemos como «síndrome metabólico». En un estudio de la Marina de Estados Unidos en 1973, realizado en Pensacola, Florida, se encontró exactamente la misma relación en los lípidos del personal que estuvo expuesto a microondas de radar a lo largo del tiempo.

Todas las personas con síndrome metabólico tienen AVDO2 (diferencias arterio-yugulares de oxígeno) alterado, lo que implica acidosis metabólica o respiratoria en algún nivel fisiológico. Cuando se pierde agua por deshidratación, el magnesio se agota, en consecuencia, por ser un catión hidrofílico. También se pierde el calcio de los tejidos en un ambiente poblado de campos electromagnéticos debido a los cambios en los canales de calcio regulados por voltaje.

Pero no hace falta que entiendas cómo funcionan todos los procesos bioquímicos involucrados ni que conozcas los mecanismos que tienen lugar en las determinadas condiciones especiales de nuestra era (ya nos gustaría hacerlo a nosotros). De momento, quédate con la idea de que es así como la neurodegeneración, la diabetes, el autismo, las enfermedades cardíacas y cualquier otra que puedas nombrar se van abriendo paso.

Resignarse a padecer cualquiera de las múltiples enfermedades de los tiempos modernos nos parece un precio demasiado elevado por vivir en un mundo de ciencia ficción, dejándose llevar como polilla a la luz que más brilla. Por ello, en el próximo capítulo, te enseñaremos a reconocer cada pequeña acción en la que te dejas la salud para que tomes las medidas que siempre han estado ahí, al alcance de tu mano, y otras que han llegado con los nuevos tiempos y que nos ayudan a revertir situaciones indeseadas.

SUPER VIVIR

CAPÍTULO 7

LOS ENEMIGOS DE LA CIVILIZACIÓN

EL ALIMENTO EQUIVOCADO

A pesar de lo que vamos a contar en este capítulo, te aseguramos que no deseamos vivir en ningún otro lugar del espacio-tiempo que no sea el que nos ha tocado. En contra de lo que mucha gente piensa, no añoramos la época de las cavernas. La vida en cualquier momento histórico ha tenido sus retos. Nosotros aceptamos el desafío que nos ofrece la era moderna izando la bandera de la búsqueda incansable del conocimiento.

Después de leer este capítulo, podría pensarse que no hay esperanza para la humanidad, que las cosas son demasiado difíciles. Que nadie nos malinterprete, vamos a describir con dureza las condiciones de la existencia en la actualidad y por qué algunos avances tecnológicos que se están desarrollando no auguran un futuro prometedor. Existe un tipo de persona que prefiere ignorar al enemigo a través de la práctica infantil del uso selectivo de la ignorancia, que solo puede conducir a la ignorancia total. A mucha gente le molesta que expongamos a los verdaderos enemigos de la civilización y niega cualquier evidencia por muy clara que se revele porque ataca su estilo de vida. El primer acto de valentía supone el deseo de conocer al enemigo. Créenos cuando aseguramos que los más letales no son los que piensa la mayoría.

¿Qué pasaría si te dijéramos que tu peor enemigo se ha metido dentro de tu propia casa sin que ningún portero o puerta blindada haya podido hacer nada por evitarlo? ¿Qué pasaría si te contáramos que tan solo tu propio deseo de conocer es el que te va a salvar del desastre? Un conocimiento meramente superficial permite ser indulgente con el asesino silencioso que se cuela en todos los hogares del mundo haciendo creer que el peligro es inferior al real. ¿Cuál es ese enemigo que nosotros consideramos el más letal? ¿Qué es eso que ya te está robando electrones y tiempo en el planeta sin que lo percibas? Hablamos de la luz artificial de los hogares. Recuerda que a la realidad no le importan nuestras opiniones. Aunque no creas que la luz de la cocina pueda dañarte, lo hace hasta el punto de que deberías ponerla en el número uno de tu lista negra.

Los peligros de la era moderna no son más que todas aquellas cosas que constituyen un mal alimento para tus células. En el primer capítulo, hemos descrito los tres tipos de alimento por orden de menor a mayor importancia:

1. Alimento ordinario.
2. Aire.
3. Impresiones.

Durante la historia de la vida, ha sido realmente complicado consumir estos alimentos en mal estado. Nuestros ancestros recibían el sol sin intermediarios. Sus ritmos circadianos estaban en orden, pues no había manera de alterar los ciclos día/noche o de exponerse a la luz artificial. Respiraban aire limpio y comían lo que cazaban y recolectaban. La codicia humana y la falta de escrúpulos de las élites, que imponen su tecnología, son las responsables de que el mundo moderno esté infestado de alimentos nocivos. Hemos cambiado el sol por la luz y las frecuencias electromagnéticas artificiales. Nos hemos desconectado de la tierra. El estrés, los trabajos para mantener cosas que no necesitamos y el aislamiento han destruido nuestro sistema nervioso y la importancia de vivir en tribu. La polución del aire ha empobrecido nuestro segundo alimento, el aire. Y los alimentos procesados inundan las células de sustancias nocivas y las fuerzan a una mala comunicación.

El paisaje no es alentador. Por fortuna, este capítulo servirá de antídoto. Pero antes debes conocer a tu enemigo, comprender que los peligros de la Era Moderna están estrechamente relacionados con lo que aprendimos en los capítulo 1 y 5. Cualquier sustancia que altere el funcionamiento natural de tus mitocondrias afectará de manera profunda a tu salud. Ten esto en mente mientras continúas leyendo.

LA LUZ ARTIFICIAL

No nos cabe la menor duda de que la bombilla nació de un deseo real de hacer la vida más fácil a las personas. Estamos seguros de que nadie previó las consecuencias que tendría para la salud. Aún hoy se desconoce el papel principal que desempeña la luz artificial en la génesis de las enfermedades de la civilización y su propagación. ¿Por qué produce daño? Dos argumentos surgen en primer lugar:

1. Porque la única luz que estamos diseñados para recibir es la del sol, que es la que produce la señal correcta en nuestras mitocondrias y las especies reactivas de oxígeno y nitrógeno necesarias.
2. Porque los seres vivos estamos fundamentalmente diseñados con dos programas. Uno de ellos es el diurno, el de la actividad física y el metabolismo de la comida, gobernado por la luz solar. Otro de ellos es el nocturno, el programa de mantenimiento y regeneración celular, que se realiza en la más absoluta oscuridad o ausencia de luz azul.

Y es que lo que percibimos como luz blanca en nuestras casas no es más que un pico desproporcionado de luz azul visible que despista a nuestras células de dos maneras:

1. Te habíamos hablado de las especies reactivas de oxígeno y su labor necesaria en la señalización celular. La luz artificial produce

la señal incorrecta en las células a través de unos radicales libres de diferente especie y cantidad, que traen como consecuencia el estrés oxidativo y la inflamación. La explicación inmediata la encontramos en el hecho de que este tipo de iluminación, carente de luz roja e infrarroja, no está presente en la naturaleza.

2. Hace creer a los seres vivos que nos habitan que es de día cuando debería ser de noche. Esto destruye la melatonina primero y los ritmos circadianos después. Así, la autofagia y la apoptosis pierden su eficacia y el programa de mantenimiento no se puede llevar a cabo.

Ya sabes qué sucede cuando las células no pueden decir la hora, cuando no se pueden sincronizar entre sí para orquestar el funcionamiento del universo que llevamos dentro. Cada uno de estos minúsculos seres vivos realiza la incomprensible cantidad de cien mil reacciones bioquímicas cada segundo. No solo han de sincronizarse entre sí, sino que estos procesos que tienen lugar en cada una de ellas deben seguir tiempos precisos. Por esto, la naturaleza incorporó los relojes más perfectos que se hayan conocido dentro de nuestras células; unos relojes que dependen de la posición exacta del Sol y la Tierra en su viaje incansable por la Vía Láctea y el universo; unos relojes que la luz artificial que Edison impuso al mundo aniquilan, con ese simple gesto de apretar el interruptor de la luz una vez que el sol se va. Si te has alarmado, no te preocupes: existen soluciones sencillas que te permitirán seguir con tu vida evitando el peligro. Las leerás en el siguiente capítulo.

No todas las bombillas son igual de peligrosas. En realidad, la bombilla incandescente de Edison, al ser tremendamente ineficiente, irradiaba calor; es decir, emitía luz infrarroja, muy inferior a la del sol, pero algo es algo. En cuanto la tecnología lo permitió, las sedes de las empresas —grandes edificios llenos de trabajadores— sustituyeron las bombillas incandescentes por fluorescentes y ledes, mucho más eficientes, ya que no desperdician energía en forma de calor, lo que permite reducir de manera considerable la factura mensual emitida por la compañía eléctrica. Esto afecta terriblemente a la salud de los oficinistas. Los estudios muestran que esta radiación fuerte en el rango del azul es capaz de provocar la misma cantidad de radicales libres que una exposición al ultravioleta del sol… con dos diferencias:

1. Los radicales libres son de distinta naturaleza, mucho más peligrosos, en las capas internas de la piel y el tejido adiposo; mientras que la luz ultravioleta nos avisa enrojeciendo las capas superficiales de la piel, la luz azul nos quema por dentro sin que nos demos cuenta. Hoy sabemos que esta es la verdadera causa del cáncer de piel, y no el sol.
2. Al no contener infrarrojo ni rojo, no contamos con el antídoto a la luz azul que sí presenta el sol.

La iluminación artificial, debido a la corriente alterna, produce un fenómeno conocido como *flicker*, 'parpadeo'. Se trata de variaciones en la intensidad de la luz imperceptibles al ojo humano, pero que afectan de manera perjudicial al cerebro. Para que lo entiendas mejor, imagina que se enciende y se apaga treinta mil veces por segundo. El cine emite veinticuatro fotogramas por segundo, dando la sensación de movimiento, por lo que nuestro ojo no es capaz de captar el *flicker* y da la impresión de que la luz está siempre encendida. Fruto de una mala señalización, las migrañas, los mareos, la sensación de malestar, la pérdida de foco mental o la epilepsia y otros desórdenes cerebrales son las consecuencias más reconocidas de este fenómeno antinatural, pues la luz natural es continua y perfecta.

EL SOL A TRAVÉS DE UN CRISTAL

Ya conoces que el sol forma parte del alimento impresiones y también que las impresiones son el alimento más importante para nuestras células. Por su parte, la luz artificial es un ultraprocesado en toda regla, pero el asunto es mucho peor de lo que parece, pues de día también supone un peligro por su diferente contenido espectral con relación al alimento primordial del sol.

Los cristales modernos filtran la luz solar. Un cálculo con un aparato capaz de medir el espectro de luz nos hace comprobar que las ventanas simulan la luz artificial. Sobre todo, impiden el paso del UV, el infrarrojo y el rojo convirtiendo el interior de las casas en un ambiente insalubre de luz azul. Abrir las ventanas de casa soluciona el problema. Propondremos alternativas para las personas más frioleras. Podemos constatar, de nuevo, la importancia de recibir el espectro completo de la luz solar sin filtros.

De igual manera que las ventanas de coches y hogares modifican la luz solar, así lo hacen las gafas y lentes de contacto que usamos quienes hemos perdido un poco de vista (estas últimas también nos roban el oxígeno, vital para el ojo). Uno de los enemigos infiltrados de la era moderna son las gafas de sol. ¡Terrible el consejo de que pongamos un intermediario entre el sol y nuestros ojos! ¿Has visto alguna vez un animal salvaje africano con gafas «protectoras»? Tenemos receptores de luz UV en los ojos, lo que significa que estamos diseñados para que la reciban. ¿Por qué habríamos de filtrarla basándonos en estudios realizados con luz artificial humana, en los que irradiaron a animales nocturnos sin la protección del resto de las frecuencias presentes en el sol? Todo forma parte de la propaganda. Según estos viejos dogmas, el sol es tan peligroso que hasta debes protegerte los ojos.

Sin embargo, nuestro órgano de visión, el mecanismo principal de nuestro reloj circadiano, tiene sus propios mecanismos para filtrar la luz de manera natural. De este modo, un pequeño porcentaje de luz ultravioleta llega a donde debe llegar. Como ya te puedes imaginar a estas alturas, este tipo de gafas filtran el espectro del sol de forma antinatural confundiendo nuestros ritmos biológicos. Además, impiden que sinteticemos óxido nítrico (regulador de la presión sanguínea), melatonina, serotonina, endorfinas, todas aquellas moléculas que se producen cuando la luz ultravioleta incide sobre los aminoácidos aromáticos en el ojo. De nuevo, se produce una mala señalización que nos impide conocer la hora exacta a nivel celular, lo que provoca desinformación y caos, o, en otras palabras, inflamación.

El proceso de descentralización del que hablamos implica eliminar cualquier intermediario entre la acción de la naturaleza, creadora de vida, y tú. Esto nos lleva al siguiente punto.

LAS CREMAS SOLARES

¿Qué más intermediarios pueden inducir toxicidad de luz azul? Lo hemos desvelado de antemano. La increíble obsesión por la luz ultravioleta de la OMS y otros organismos a los que nadie ha votado, a los que las farmacéuticas y grandes fondos de inversión subvencionan anualmente, hará que adivines con facilidad qué luz filtran las cremas solares (ultravioleta) y cuál dejan pasar (el resto, incluida la azul). La literatura científica es muy clara al respecto: todas las frecuencias del sol producen la misma cantidad de especies reactivas de oxígeno y nitrógeno, que además son necesarias para activar los procesos biológicos naturales. Lo que sucede es que el tipo de radicales libres varía, así como el lugar en donde se producen. La luz UV es la que menos penetra. La luz infrarroja es la que más: puede atravesar diez centímetros nuestro cuerpo. Es lógico que entonces se produzcan los radicales libres en el lugar donde inciden los diferentes tipos de luz.

Si te expones demasiado al sol, notarás que tu piel se enrojece formando eritema (mucha gente confunde esta respuesta con quemarse), lo que quiere decir que debes ponerte a la sombra, y no que vas a tener un cáncer. Pero ¿qué indica exactamente? Indica que todas las frecuencias solares están produciendo suficientes especies reactivas en todo tu cuerpo. De todas ellas, la única parte en donde puedes comprobarlo es la piel: se enrojece. Los rayos UV son los más energéticos y, en teoría, podrían producir más radicales libres. Sin embargo, los fotones UV son muy inferiores en número a los azules, y estos inferiores a los rojos, y estos a los infrarrojos. Por tanto, como decíamos antes, terminan por generar el mismo número de estas moléculas reactivas y vitales (por algo la naturaleza las ha escogido para utilizarlas como señales).

¿Qué ocurre, en cambio, si te untas crema solar en la piel? Al bloquear la radiación que solo accede a las capas superficiales de la piel (ultravioleta de más energía), impides que esta se ponga roja. Acabas de perder la señal que te indica que estás recibiendo demasiada energía solar y que debes ponerte a la sombra o cubrirte con ropa. A partir de ahí, te estás friendo por dentro sin darte cuenta. El resto de las frecuencias solares comienzan a producir un número de radicales libres muy superior al fisiológico y natural que se genera en condiciones normales. Imagina que existe una crema especial para evitar el dolor al quemarte al contacto con el fuego. Tras untarla, ¿pondrías las manos en la hoguera?

Las cremas solares son dañinas para los seres humanos por varias razones:

1. Evitan que tu cuerpo produzca las sustancias necesarias que conlleva la exposición al sol. Por tanto, el primer argumento para motivar el uso de una crema solar es incorrecto.
2. Producen una alteración en el espectro natural del sol que impide recibir las señales apropiadas. Como consecuencia, sus usuarios se fríen por dentro sin darse cuenta.

3. Sus tóxicos llegan al hígado en cantidades superiores a las seguras tras ser absorbidas por la piel, como reconoce la propia FDA, agencia americana que decide lo que un ser humano debe o no introducir en su cuerpo, que ha decidido establecer unos límites bajo los cuales la exposición a la toxicidad producida por los químicos presentes en las cremas solares es segura. Límites arbitrarios, por supuesto. En 2021, Johnson & Johnson retiró cinco de sus productos del mercado (en el que llevaban años) de forma voluntaria porque contenían un componente cancerígeno. Partiendo de la base de que todas las cremas solares son un enemigo de la salud por su propio mecanismo de acción, que una compañía retire del mercado algo que nuestros hijos han usado durante años dice poco a favor de la seguridad de estos productos.
4. Bloquean la producción de la importantísima vitamina D. Este argumento por sí solo debería bastar para comprender lo dañinas que resultan.

Richard Weller es dermatólogo en la Universidad de Edimburgo, una de esas bellas y raras excepciones en el extraño mundo de la dermatología. Decimos extraño porque hay tanta información ahí fuera que demuestra lo que estamos contando acerca que no podemos comprender la violencia con la que se emplean estos supuestos profesionales de la salud en contra del sol y a favor de los dogmas impuestos por las farmacéuticas. El profesor Weller tuvo su dosis de realidad al investigar sobre el óxido nítrico. Esta molécula muestra, de una manera muy fácil de comprender, la importancia de la señalización celular y de la producción natural de radicales libres, pues forma parte de ellos. Resulta que la radiación ultravioleta es la responsable de la producción de este químico, que es vital para la función de los vasos sanguíneos. El óxido nítrico evita la hipertensión, primera causa de eventos cardiovasculares en el mundo moderno. Weller expuso a voluntarios a treinta minutos de luz solar intensa durante el verano sin protector solar. Como resultado, sus niveles de óxido nítrico aumentaron y su presión arterial disminuyó.

Existe mucha literatura que muestra que una mayor exposición al sol alarga la vida, aunque no vamos a entrar en esto ahora. El investigador sueco Pelle Lindqvist, junto con su equipo, publicó en 2016 un artículo en la prestigiosa *Journal of Internal Medicine* que decía lo siguiente:

Evitar la exposición al sol es un factor de riesgo de una magnitud similar al tabaquismo en términos de esperanza de vida.

El propio Weller nos advierte de que el uso de cremas solares no solo impide la síntesis de óxido nítrico, sino de vitamina D, serotonina, endorfinas y muchas más moléculas. Cada año, pasa un tiempo trabajando en un hospital de Etiopía, cerca del ecuador, donde la radiación solar es muy intensa, además de estar a más de dos mil metros de altitud, lo que hace que la luz ultravioleta se reciba con más fuerza. Lo que describe es muy clarificador: «No he visto ni un solo cáncer de piel. Y, sin embargo, a los africanos en Gran Bretaña y Estados Unidos se les dice que eviten el sol».

No sabemos si es malicia o estupidez. A tenor de lo observado con el óxido nítrico y la hipertensión en los estudios de Weller, David Fisher, médico del Hospital General de Massachussetts, se atrevió a pronunciar las siguientes palabras en cuanto a la exposición al sol:

> Existen fármacos que son extremadamente eficaces para reducir la presión arterial. Entonces, sacar la conclusión de que las personas deberían exponerse a un riesgo elevado de cáncer de piel, incluido el cáncer potencialmente mortal, cuando hay tantos tratamientos alternativos para la hipertensión, es problemático.

Lo verdaderamente problemático es la constatación de que el mundo está lleno de inútiles. Reconocer que la naturaleza promueve la presión arterial correcta, a la vez que se recomienda evitar la conexión con esta y utilizar en su lugar fármacos, denota falta de inteligencia y bastante mala intención. Las cremas solares son enemigas de la salud. La industria farmacéutica es peligrosa y poderosa. No dejes que la propaganda te amedrente.

Por si fuera poco, un gran estudio de la *European Journal of Dermatology* recopiló toda la literatura sobre las cremas solares desde el origen hasta 2017, fecha en la que se publicó. Su conclusión fue demoledora para los vendedores de cremas solares:

> Nuestra investigación no confirma los esperados beneficios protectores de las cremas solares contra el cáncer de piel en la población general.

Por tanto, has de saber que la recomendación de untarte cremas solares carece de pruebas científicas. Por tanto, está basada en viejos paradigmas que deben desaparecer.

LOS DISPOSITIVOS EMISORES DE LUZ AZUL

Teléfonos móviles, tabletas electrónicas, ordenadores y televisores son potentes emisores de luz azul, capaz de causar enfermedad. Su radiación no se limita a la luz azul, pero de esto hablaremos un poco más adelante.

Apple ha decidido que el color de temperatura de sus pantallas sea el del mediodía solar. ¿Qué implicaciones tiene? Según un estudio reciente, de promedio una persona adulta mira el teléfono móvil ciento cincuenta veces por día. Podemos imaginar que los adolescentes multiplican varias veces este gesto. Por tanto, cada vez que miras tu teléfono estás diciéndole a tu cerebro que es mediodía solar. Se ha demostrado que exponer el cuello a la luz azul que emiten las pantallas de los ordenadores y otros dispositivos, cosa muy natural cuando estamos trabajando o revisando las redes sociales, afecta de forma negativa a la tiroides.

Somos conscientes de que, al llegar a casa después de horas en el trabajo, o los fines de semana, apetece disfrutar de horas de uso de este tipo de tecnología para ver películas y series o para jugar a videojuegos. Comprendemos que Orson Welles, David Simmons, Joshua Brand, John Falsey o David Lynch son excelentes creadores de contenido. Sin embargo, observar su arte daña nuestra retina y destruye nuestros relojes celulares.

Pero ¡que nadie dispare al mensajero! Al aire libre, en cambio, el uso de la tecnología no supone un gran problema, pues el sol nos protege de los efectos nocivos. Sin embargo, entendemos que ir al cine y ver una película en versión original es un verdadero placer. Lo importante es que conozcas lo que sucede cuando se abusa de esta tecnología. Daremos trucos para disfrutar de ella en el próximo capítulo.

FRECUENCIAS ELECTROMAGNÉTICAS ARTIFICIALES

Recuerda que hemos explicado en el capítulo sobre el sol que la luz no es más que una onda electromagnética que puede presentar diferentes longitudes de onda. Podemos dividir la luz en dos tipos:

1. Natural.
2. Artificial.

Cualquiera puede comprender que la luz visible de una bombilla es luz artificial. Sin embargo, cuesta mucho más trabajo entender que el router wifi que te proporciona el acceso a internet en tu casa emite luz. Desde las ondas de radio hasta las microondas que emite tu teléfono o el electrodoméstico del mismo nombre, todo es luz. Por tanto, debes saber que la luz emitida por la naturaleza es buena y produce la señalización que nuestras células han percibido siempre y siguen esperando hacerlo, y que la emitida por el ser humano es dañina y perjudicial y drena los electrones que necesitas de tu cuerpo.

El alimento natural, evolutivo, produce salud. El artificial, totalmente nuevo, es indigesto para nuestras células. Estamos hablando del alimento impresiones. El ser humano sigue jugando a ser Dios. La luz es información: tienes que leer las frecuencias visibles e invisibles que proporciona el Sol; o la Tierra, como la resonancia de Schumann, que sirve a tantas especies de guía en sus migraciones. Es cierto que la luz artificial también emite información: así es como puedes escuchar la radio, ver la televisión, leer un periódico online o recibir un mensaje en tu teléfono móvil. Los seres humanos sabemos que la luz es información y utilizamos diferentes longitudes de onda para comunicarnos.

Aunque muchas personas consideran que el mundo no puede avanzar sin la información accesible a través de internet, no son capaces de comprender que la información presente en el sol —y que nuestras células leen constantemente— es mucho más importante que la mejor de las ciencias que encontremos en la literatura. Gurdjieff llamó al trabajo realizado por el organismo «centro instintivo». La inteligencia de este diseño opera por sí sola interpretando la información que recoge de su ambiente, y es la conexión con la naturaleza lo que te permite acceder a dicha información.

Estas son las longitudes de onda del espectro electromagnético. Es decir, el espectro de luz:

1. Radiofrecuencias.
2. Microondas.
3. Luz infrarroja.
4. Luz visible.
5. Luz ultravioleta.
6. Rayos X.
7. Rayos gamma.

A lo largo de la historia de la vida, el ser humano ha estado expuesto a una radiación mínima en el rango de las radiofrecuencias y microondas, billones de veces menos radiante que la que nos baña hoy. El sol y las estrellas, el universo, fueron responsables de estas señales débiles que alcanzaban la superficie del planeta, aunque la mayoría las filtra la atmósfera terrestre.

Sin embargo, como reza el libro de Arthur Firstenberg *El arcoíris invisible*, a comienzos del siglo XX se empezó a irradiar el ambiente con información destructiva en forma de luz invisible. Con la instalación de la red eléctrica mundial, los dispositivos de radar, los electrodomésticos, la luz azul artificial, el wifi o las diferentes generaciones de la telefonía móvil (2G, 3G, 4G y ahora 5G), el ambiente de luz se ha vuelto completamente tóxico. Te recordamos algo fundamental:

El ambiente de luz en el que vives determina tu salud.

Ahora ya sabes lo que esto supone.

Hay quienes piensan que nuestros gobernantes jamás permitirían que esto sucediera, que esta radiación nueva se mueve siempre bajo niveles seguros. Permítenos una dura dosis de realidad:

No existe ningún nivel en donde la radiación con frecuencias electromagnéticas artificiales (nnEMF, por sus siglas en inglés) sea segura. Siempre supone un ataque a nuestras mitocondrias y a su capacidad de trabajo.

A partir de aquí, puedes elegir no escuchar lo que estamos diciendo o pasar a la acción (te explicamos cómo en el siguiente capítulo).

EL HORROR DE LA SITUACIÓN

En marzo de 2020, el mundo cambió, probablemente para siempre, pero no por los motivos que te están viniendo a la cabeza. Mientras la mayoría de la población mundial se encontraba confinada en sus hogares, privada de la luz solar y en un ambiente tóxico de luz azul, se desplegó la polémica red 5G en todo el mundo. Un trabajo titánico que nos sorprendió de manera aterradora. En tan solo tres meses, el paisaje se llenó de torres monstruosas llenas de paneles emisores de ondas dañinas. Este acto delictivo contra el que nada podemos hacer tuvo lugar a escala masiva en todo el mundo. En el pueblo en que vivimos, con menos de mil habitantes, dos torres hicieron que nuestro medidor de radiación profesional reflejase varios órdenes de magnitud por encima de los supuestamente seguros.

Sin embargo, el 5G no supone una amenaza mayor que el 2G, el 3G o el 4G. No es más peligroso que el wifi, pero implica aumentar en proporciones épicas la radiación a la que nos exponemos. Emite en una longitud de onda más corta que sus predecesores, más energética. Que sea más energética no significa nada, pues la luz infrarroja o la luz visible lo son aún más. No tiene nada que ver con la frecuencia, sino con la cantidad.

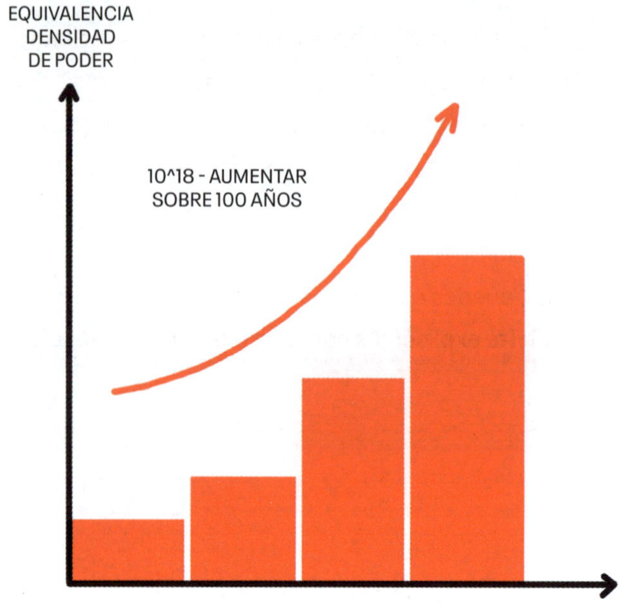

Previamente a la instalación del 5G, la exposición de las especies vivas a la radiación artificial provocada por el ser humano había sufrido un aumento de 10 elevado a la potencia 18. En apenas cien años, el ambiente de luz ha cambiado tanto que, si nuestros sentidos fueran capaces de captarlo, nos horrorizaría. Puedes pensar que nos estamos metiendo dentro de los límites de las teorías de la conspiración, pero no puedes hacerte a la idea de la cantidad de literatura que tenemos archivada sobre los efectos nocivos de los campos electromagnéticos artificiales.

En 1965 (ya ha llovido desde entonces), W. Bergman mostró los efectos de las microondas y radiofrecuencias en el sistema nervioso central. Sobre sus estudios, los profesores Johansson y Flydal dijeron lo que sigue:

> Bergman reveló que las radiofrecuencias afectaban a la circulación de la sangre, la respiración, el control de temperatura, el balance de agua, la concentración de albúmina y azúcar en el fluido cerebroespinal, y más cosas. Las dosis que Bergman consideró son significativamente más bajas que el estándar actual. Frecuencias muy inferiores a las que estamos expuestos hoy a través de nuestros teléfonos móviles son capaces de comprometer las operaciones eléctricas que tienen lugar en nuestras células y causar daño en el ADN, proteínas, neuronas y estrés oxidativo.

El trabajo de Bergman tiene más de cincuenta años; por entonces no existía internet ni telefonía móvil. Década tras década, la literatura va viendo la luz. Como acabamos de decir, tenemos cientos de publicaciones que muestran los efectos nocivos de los campos electromagnéticos artificiales. Sin embargo, un estudio de la psiquiatra Nora Volkow y su grupo realizado durante 2009 nos ofreció la evidencia que confirmaba algunos de los mecanismos producidos por esta luz falsa que se expande cubriendo el mundo moderno de una niebla invisible e insalubre. La doctora Volkow expuso individuos sanos a la radiación producida por un teléfono Samsung SCH-U310 durante cincuenta minutos de llamada telefónica. Puedes realizar una búsqueda en internet para darte cuenta de lo arcaico del modelo. En el proceso, monitorizó el cerebro de los participantes a través de un escáner PET. Sus conclusiones fueron las siguientes:

> En participantes sanos y en comparación con la no exposición, la exposición de cincuenta minutos al teléfono móvil se asoció con un aumento del metabolismo de la glucosa cerebral en la región más cercana a la antena.

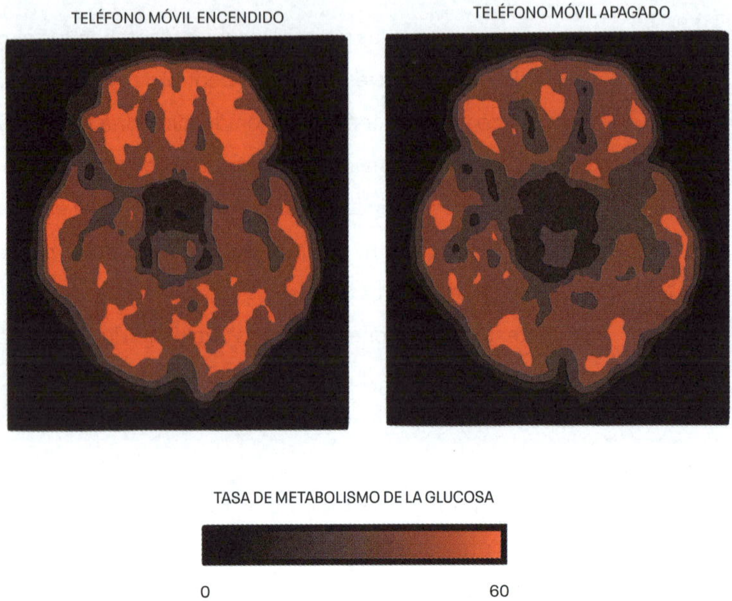

La imagen de la derecha corresponde al teléfono apagado. La imagen de la izquierda, a lo que sucede cuando el teléfono se encuentra en modo llamada. La zona coloreada corresponde al uso de la glucosa en las células del cerebro. En especial, la zona cercana a la antena acelera de manera considerable su metabolismo forzando a esta región a utilizar glucosa e inhibiendo el uso de cualquier otro combustible.

Gracias al trabajo de George Cahill, de la Universidad de Harvard, a finales de la década de 1960, conocemos que el combustible favorito de las neuronas son los cuerpos cetónicos, especialmente el ß-OHB. En segunda posición se encuentra el lactato. Esto se ha verificado una y otra vez desde entonces. Las frecuencias electromagnéticas de los teléfonos móviles inhiben la utilización de ácidos grasos, cuerpos cetónicos y lactato, y fuerzan a nuestro organismo al uso del azúcar.

Debemos recordar que los voluntarios pasaron por el laboratorio de Volkow en 2009, cuando el 4G era un proyecto que tomaba forma y no existía el 5G. Hoy sabemos, como así recoge un artículo del *Chicago Tribune,* que la mayoría de los teléfonos móviles superan ampliamente los límites (establecidos de manera arbitraria) de 1,6 W/kg. Repetimos que no hay una radiación considerada segura, ya que cualquier campo electromagnético artificial produce una mala señal en nuestras células. Sea como sea, de repetirse el estudio de Volkow con un flamante iPhone 13 Max Pro, imaginamos que las imágenes del PET serían mucho más preocupantes, pues los teléfonos modernos poseen baterías y antenas planas que radian microondas a una potencia aberrante. Las microondas orientan las moléculas de agua de nuestros tejidos y deshidratan nuestras mitocondrias y células.

Debes comprender que los teléfonos modernos están diseñados para irradiar con fuerza en el cuello y el cráneo, por la lógica posición en que lo tienes cuando navegas por las redes sociales o ves su contenido. Esto destruye la tiroides y produce fuertes dolores de cabeza y garganta. Los niños, con una estructura craneal más pequeña, son más vulnerables. Hemos medido personalmente la radiación emitida por estos dispositivos y, en ocasiones, generan pulsos devastadores que superan cualquier límite legal. Podemos asegurar, tras haber consultado con multitud de expertos en campos electromagnéticos, que, junto con la luz azul que emiten, los dispositivos móviles son la mayor arma destructiva a la que nos hemos enfrentado como especie. Tu teléfono móvil, a diferencia de una radio o televisor, no solo recibe señales de las antenas que infestan nuestro paisaje, sino que, además, emite constantemente en todo tipo de frecuencias: wifi, *bluetooth,* 2G, 3G, 4G y, ahora, 5G. Es una bomba electromagnética que, siempre de acuerdo con la literatura científica, causa todo tipo de problemas de salud:

- Inhibe la utilización de ácidos grasos favoreciendo el uso de azúcar.
- Deshidrata tus células. Imagina cómo queda un jugoso filete después de cinco minutos en el microondas. Este electrodoméstico emite la misma radiación que tu teléfono, solo que con mayor intensidad. En lugar de freírte durante cinco minutos, el teléfono lo hace durante todo el día.

- Produce radicales libres de distinto tipo a los de la luz solar. Recuerda que las ondas electromagnéticas artificiales no dejan de ser luz (no visible).
- Causa cambios morfológicos en los glóbulos rojos de la sangre, incluida la formación de equinocitos (glóbulos rojos estrellados) y el fenómeno de rouleaux (apilamiento de las células de la sangre), que pueden contribuir a la hipercoagulación y a la falta de oxígeno o hipoxia.
- Reduce los niveles de eritrocitos y hemoglobina, lo que exacerba la hipoxia.
- Amplifica la disfunción del sistema inmunitario, incluida la inmunosupresión, la autoinmunidad y la hiperinflamación.
- Aumenta el estrés oxidativo celular y la producción de radicales libres, que da como resultado lesiones vasculares y daños en los órganos.
- Empeora las arritmias y los trastornos cardíacos.

Sabemos que todo esto supone un choque para ti. No nos lo estamos inventando nosotros, sino que lo hemos recogido de la literatura que una y otra vez compartimos a través de nuestra comunidad. Estamos respaldados por la ciencia. No es nuestro propósito asustarte, sino producir un cambio de mentalidad en ti. Como efecto secundario, quizá te dé el suficiente miedo como para que no vuelvas a meter tu teléfono operativo en el bolso o te duermas con él en el pecho o cerca de la cabeza. Pero el objetivo principal de este capítulo es que seas consciente de que las empresas tecnológicas favorecen la enfermedad, y que además lo saben y lo esconden. Un anuncio de un producto muy conocido mostraba una embarazada con el terminal sobre el vientre, lo que proporcionaba una falsa sensación de seguridad. Esta es la propaganda.

El ambiente de luz en el que vives resulta determinante. La única radiación electromagnética que produce información precisa es la que procede de la naturaleza. El resto acaba rápido con la salud. Aunque haya quien muestre escepticismo y no crea que nuestros gobernantes hayan permitido un mundo tan nocivo, la imagen del cerebro tras una llamada telefónica de cincuenta minutos debe hacer reflexionar a cualquiera. Aunque haya quien no crea que pueda dañarse por un dispositivo que paga a plazos, debe saber al menos que produce respuestas antinaturales en las células. Por tanto, es totalmente contrario a nuestro proceso de reconexión con la Madre Naturaleza. Sí, nosotros tenemos teléfonos de última generación y en el próximo capítulo te enseñaremos cómo minimizar el riesgo de esta radiación.

De todas formas, debes saber que en los últimos ciento treinta años hemos alterado profundamente las condiciones estables de existencia. Previamente a la instalación del 5G, habíamos elevado a la potencia 18 la radiación electromagnética que estamos recibiendo. Ahora hay que añadir aún más ceros. Los habitantes de las zonas del planeta no occidentalizadas desconocen las enfermedades modernas. Muchos culpan a la alimentación. Si bien esta no ayuda, la clave reside en la luz azul y en el resto de las frecuencias electromagnéticas artificiales.

Dos enemigos ya han sido identificados: la luz azul artificial y el teléfono móvil (en representación de la tecnología).

LA ALIMENTACIÓN MODERNA

La propaganda tiene un objetivo principal. Lo hemos identificado con facilidad, y no es otro que tratar de introducir en la mente de las personas que da igual lo que coman, que la salud es cuestión de genes, de suerte. Que las enfermedades te tocan. Por ello, en los hospitales, se les dan galletas, grasas vegetales, batidos de chocolate azucarados y todo tipo de comestibles procesados a los enfermos diabéticos, con cáncer o con otras enfermedades graves. Los oncólogos, que tratan probablemente con la enfermedad más temible y penosa, opinan que dejar de comer galletas no te va a salvar la vida. Y tienen razón, porque el cáncer es una enfermedad que se prepara a fuego lento y tiene su origen en la desconexión con la fuente de salud primordial, la Madre Naturaleza. Una vez que se presenta, la solución es compleja.

Pero ¿por qué apretar el acelerador comiendo galletas? ¿Por qué ir a favor, y no en contra, de la enfermedad? Precisamente por eso, porque como dice el ciudadano medio, «hay tanta información en un sentido y otro que uno ya no sabe qué comer». Objetivo conseguido por los perpetradores, que no son otros que las élites y las empresas farmacéuticas que manejan a su antojo. Se alimentan del caos, de la confusión. Por eso, publican en la revista *Time* que la mantequilla mata, y luego, años más tarde, piden perdón a este magnífico alimento en su portada. No es que pretendan que comas mantequilla, en absoluto. Lo que buscan es construir esta contradicción en tu mente. Que cuando vayas al supermercado mires a la margarina con desconfianza, como deberías, pero también a la mantequilla. Que pienses que puedes comer mantequilla, pero no demasiada por si acaso te sube el colesterol y te da un infarto. Es decir, la confusión; la ciudadanía temerosa y medrosa.

Nuestros lectores necesitan un conocimiento nuevo. Existen alimentos saludables que previenen la enfermedad y existen comestibles peligrosos que producen enfermedad y muerte. Además, no hay debate. Se conocen con precisión. Desde comienzos del siglo XX, las grandes corporaciones han tratado de convencernos de dos cosas. El orden es importante:

1. Que los alimentos naturales, aquellos que nos han acompañado en nuestra evolución, son dañinos para la salud.
2. Que tienen la solución a un problema que no existe, y crean empresas que participan en la fabricación de aquello que se supone que debemos comer.

ALIMENTO PERJUDICIAL NÚMERO UNO: LAS GRASAS VEGETALES POLIINSATURADAS

Para resultar creíbles, los detentadores de poder crean organismos de salud (OMS, Asociación Americana del Corazón, Asociación Americana de la Diabetes), que financian y manipulan para que promuevan sus intereses y los alimentos en los que ellos mismos invierten. Muchos grandes periodistas —como es el caso de Nina Teicholz— han dedicado gran parte de su vida profesional a exponer este fraude, que tiene su origen en estas mentes y organizaciones ciertamente oscuras.

Uno de los mayores engaños afectó a la grasa. Valorada durante milenios por todas las especies omnívoras y carnívoras, incluida la raza humana, la grasa animal era el principal aporte de energía en la mayoría de las latitudes planetarias, así como de las vitaminas liposolubles verdaderamente biodisponibles: A, D, E y K. De la noche a la mañana, las élites comenzaron a demonizar la grasa animal bajo pretextos insostenibles con el único objeto de promover las que a ellas les interesaban. Así aparecieron, por primera vez en la historia, las margarinas y los aceites vegetales. A comienzos del siglo XX, nació el marketing de los productos creados por el ser humano. Los aceites vegetales son un claro ejemplo, pues no se trata de aceite de brócoli o de verduras varias, sino de aceites de semillas, al igual que las grasas empleadas para elaborar un producto altamente tóxico para el consumo humano, como es la margarina.

Hablemos pues de los llamados, de manera engañosa, «aceites vegetales». Se fabrican en grandes refinerías y al comienzo nadie pensó que se pudieran comer, sino que su único uso era como lubricantes de maquinaria durante la Revolución Industrial. Las plantaciones de algodón en el sur de Estados Unidos eran sumamente rentables, pero tenían un problema colateral. Por cada cien gramos de fibra, se extraían aún más gramos de semillas, las cuales eran un producto de desecho. Tras muchas ilegalidades cometidas con el motivo de deshacerse del sobrante, decidieron fabricar aceite con ellas. Ante la falta de demanda, el aceite de semillas de algodón se vertía ilegalmente en las aguas o en cualquier otro lugar contaminando el medioambiente.

Nadie pensaba por aquel entonces que pasaría a ser ingerido por seres humanos, pero así fue. A finales del siglo XIX, comenzó a utilizarse para adulterar (y abaratar), primero, la grasa animal, y, después, el aceite de oliva. Increíblemente, hoy en día se sigue usando para comer, al igual que muchos otros aceites de composición similar. Recuerda que hubo un día en que los aceites de semillas, hoy llamados «aceites vegetales», eran un residuo contaminante y tóxico, y se usaban como lubricante industrial. Además, para producirlos, se construyen refinerías; es decir, grandes fábricas industriales que contaminan el ambiente. Todos y cada uno de ellos son peligrosos para el consumo humano.

Cuando la propaganda penetró en la medicina, se llevó a cabo un estudio científico que pone los pelos de punta en la década de 1960. A enfermos graves con isquemia miocárdica (estrechamiento de las arterias) se les pautó tomar ochenta gramos de aceite de maíz al día y se les dio el terrible consejo de no comer grasa animal. Al cabo de dos años, la proporción de pacientes que continuaban con vida o libres de otro infarto fue tan solo el 52%, frente al 75% del grupo de control, aquel cuyos participantes seguían comiendo según su criterio. Eso sí, el aceite de maíz hizo descender notablemente los niveles de colesterol demostrando lo ridículo que resulta el mito arraigado en la sociedad actual. Los autores concluyen que «el consumo de aceite de maíz es muy poco probable que sea beneficioso, y posiblemente sea dañino, en pacientes con isquemia miocárdica». De manera inexplicable, hoy es uno de los más consumidos. Semejante cantidad diaria como la utilizada en dicho estudio inflama y oxida tu cuerpo.

Por desgracia, después de la publicación del estudio, el mundo siguió como siempre. La Asociación Americana del Corazón (AHA, por sus siglas en inglés) sigue recomendando a día de hoy los aceites vegetales y demonizando las grasas animales bajo el pretexto de que elevan el colesterol, una sustancia vital y que nosotros tenemos constantemente por encima de 300 mg/dl. No es casualidad que hubiéramos resuelto las enfermedades que nos aquejaron durante toda una vida a la par que elevamos nuestro nivel de colesterol, pues resulta clave para la reparación celular y la salud del sistema inmune.

La AHA comenzó a promocionar las grasas vegetales ricas en ácidos grasos poliinsaturados a cambio del dinero que servía para financiar este organismo fraudulento. En paralelo, todo tipo de estudios epidemiológicos basura comenzaron a tratar de culpar a las grasas saturadas bajo el pretexto de que elevaban los niveles de colesterol. Lo cierto es que la bioquímica no engaña. Lo explicaremos de forma breve. Los ácidos grasos son las moléculas que conforman la grasa que comemos y pueden ser de tres tipos:

- Saturados.
- Monoinsaturados.
- Poliinsaturados.

La evolución quiso que nuestro cuerpo utilizase cada uno de ellos en unas condiciones muy precisas. Existen, por tanto, unas reglas que no nos hemos inventado nosotros, sino la naturaleza. Cada grupo de ácidos grasos tiene su función y debemos incorporarlos siguiendo unas pautas. Naturalmente, nuestra dieta original, en cualquier latitud del planeta, nos aportaba estos ácidos grasos en diferentes proporciones:

- Una cantidad mínima de grasas poliinsaturadas.
- Una cantidad abundante de grasas monoinsaturadas y saturadas.

Los habitantes de zonas muy frías, como sucede con los inuit en el Polo Norte, deben consumir una mayor cantidad de grasas poliinsaturadas debido precisamente a la temperatura. Estas, por supuesto, han de ser de origen animal (pescados, foca, ballena), y nunca vegetal, por la propia naturaleza de las moléculas. Por su parte, en las zonas templadas, tan solo un 2-5% del consumo de grasa proviene de las poliinsaturadas. Lógico. ¿Por qué?

Existen estudios que respaldan lo que estamos contando. Hemos hablado de los radicales libres y de las especies de oxígeno reactivas. Estas moléculas se caracterizan por tener una necesidad imperiosa de electrones, que no dudarán en robar a cualquier molécula presente en las membranas. Como hemos explicado, primero sufrirán las mitocondrias, grandes productoras de estos reactivos; después, el resto de la célula. Las grasas saturadas y monoinsaturadas no serán el blanco de los radicales libres por las características de su estructura. Sin embargo, las grasas poliinsaturadas disponen de un electrón muy apetitoso, fácil de sustraer.

¿Necesitas más evidencia? Todas tus membranas celulares y mitocondriales están formadas por ácidos grasos. Constituyen los ladrillos de la pared celular. Cuando consumes muchos ácidos grasos poliinsaturados, en especial los de origen vegetal, se incorporarán a tus membranas en mayor cantidad. Los estudios nos muestran que, a principios del siglo XX, cualquier persona presentaba alrededor de un 2% y un 7% de ácidos grasos poliinsaturados en sus membranas, lo cual es ideal y evolutivo. Sin embargo, hoy en día, con el terrible consejo de evitar la grasa animal, este número supera el 25-30%. Semejante cantidad, totalmente antievolutiva, produce inflamación y estrés oxidativo. Las membranas terminan por volverse disfuncionales. ¿Por qué? Ante este panorama, los radicales libres no solo tienen abundantes electrones que robar, sino que, además, cada ácido graso poliinsaturado con un electrón de menos se convierte en un radical libre en sí mismo, capaz de destruir la molécula adyacente si esta resulta ser de su misma especie.

El sol es capaz de causar estragos en el ser humano moderno, pues produce alergias, manchas y quemaduras, dando la falsa impresión de ser culpable de muchos males. El consejo de priorizar aceites vegetales frente a las grasas animales ha dado como resultado la presencia antinatural de omega-6 en las membranas de las células de la piel. Ya hemos explicado que el sol produce los radicales libres necesarios para sostener la salud; sin embargo, la evolución no contaba con las grasas producidas en refinerías. El sol está pensado para incidir en membranas ricas en DHA (omega-3 animal), en colesterol (para la síntesis de la vitamina D), en grasas saturadas y monoinsaturadas, pero nunca en moléculas de omega-6 vegetal, que causan inflamación y estrés oxidativo. ¿Es culpa entonces del sol o de los peligros de la Era Moderna? Si es tu caso, si el sol te daña o no puedes pasar el suficiente tiempo bajo su poder, ha llegado la hora de dejar de ser una persona debilitada, inflamada y oxidada, incapaz de recibir la información vital del sol. Por supuesto, te vamos a explicar cómo hacer la transformación.

Por si fuera poco el cuadro que acabamos de describir, no solamente las grasas vegetales causan estragos en las membranas celulares, sino también en las de las partículas LDL, que mucha gente llama «colesterol malo» de manera errónea, como ya hemos dicho, pues el colesterol es siempre bueno. Plagadas de estos ácidos grasos poliinsaturados, las partículas LDL terminan por oxidarse y causar el daño del que culpan a la molécula precursora de la vitamina D.

Primer paso, conocer al enemigo. Una de sus caras nos las muestra en forma de aceites de semillas y margarinas:

- Girasol.
- Lino.
- Soja.
- Maíz.
- Sésamo.

- Semilla de uva.
- Cáñamo.
- Semilla de algodón.
- Margarinas artificialmente hidrogenadas para hacerlas parecer mantequilla.
- Etcétera.

El aceite de coco, el de oliva o el de aguacate, por poner varios ejemplos, no entran dentro de los dañinos, pues son aceites de frutas, no de semillas. Recuerda que los cereales son semillas y así tendrás más herramientas para distinguir al enemigo.

Resulta demasiado triste comprobar cómo la gente ha caído víctima de la propaganda. El miedo al colesterol ha llevado a muchas personas a pensar que los alimentos que ofrece la naturaleza son perjudiciales y aquellos que produce el ser humano en fábricas contaminantes son saludables.

EL ERROR DE PRIORIZAR LOS ANTINUTRIENTES

En la década de 1970, las élites dieron un paso más para debilitar la salud de las personas con las políticas de recomendaciones dietéticas para la población, que culminaron en la elaboración de la nefasta pirámide alimentaria. Se sirvieron de un símbolo del mundo antiguo, que inspira sabiduría y arte, para crear confianza entre la gente. No les quitamos mérito a la hora de manipular. Hemos descrito cientos de veces esta infame pirámide alimentaria, pero hemos decidido dar un giro para este libro. Sí, es la pirámide de los carbohidratos en la base, y la carne, la cerveza y los dulces más cerca de la punta. Porque en su pirámide cabe todo, hasta las gominolas; según ellos, por un poco de azúcar no pasa nada. Además, sitúan alimentos que toda la vida hemos comido a la misma altura que el alcohol, porque, al fin y al cabo, y siempre según su criterio, la carne causa cáncer y los huevos infartos por su elevado contenido en colesterol.

Sin embargo, en esta ocasión vamos a definir la pirámide alimentaria como aquella que presenta dos características fundamentales:

- Prioriza los antinutrientes.
- Recomienda comer nutrientes de forma moderada (por supuesto, se esconde con propaganda).

Basta cualquier búsqueda en internet para comprobar que la base de la pirámide está llena de lectinas (por ejemplo, el gluten), ácido fítico, oxalatos y otros antinutrientes conocidos por causar daño en el organismo humano.

La Organización para la Alimentación y la Cultura (FAO, por sus siglas en inglés), organismo dogmático de las Naciones Unidas en lo que respecta a la alimentación y cuyas recomendaciones se siguen en todo el mundo, tiene como objetivo principal, siempre según ella, «conducir las actividades internacionales encaminadas a erradicar el hambre». Con tal efecto, diseñó un índice para valorar la absorción de los aminoácidos de las proteínas contenidas en los distintos alimentos con el objeto de nutrir a los más necesitados con proteína realmente efectiva. Así nació el DIAAS, un índice para puntuar la digestibilidad de los aminoácidos indispensables. Ellos mismos establecieron el número 100 como calidad óptima de la proteína. Lo diremos muy claro: ninguna proteína vegetal contenida en los alimentos de la base de la pirámide alimentaria alcanza la puntuación de 100. Sin embargo, la proteína animal sobrepasa ampliamente el 100 con facilidad. En su propio informe de presentación del DIAAS, puntúan el trigo con un 40 (calidad baja) y la sobrevalorada proteína del guisante con un 64 (calidad baja). En cambio, el polvo de leche entera que se usa en todo tipo de suplementos tiene un índice de biodisponibilidad de 120 (calidad alta). A raíz de la introducción del DIAAS por la FAO, se publicaron numerosos artículos que mostraban la puntuación de los diferentes alimentos:

- Leche de cabra: 124.
- Leche de vaca: 116.
- Carne de cerdo: 114.
- Huevos cocidos: 113.
- Carne de vacuno: 112.
- Pollo: 108.
- Pescados: alrededor de 100, dependiendo del pez.

La máxima puntuación para la proteína vegetal le corresponde a la harina de soja, con 89. De ahí para abajo es un desastre completo. Cabe destacar que la proteína de los cereales de maíz del desayuno tiene un DIAAS de 1.

¿No te resulta paradójico que la proteína más biodisponible se encuentre en los alimentos que debemos moderar según las recomendaciones, y la proteína con la calidad más baja de absorción esté situada en la base? Las proteínas son fundamentales para el funcionamiento de las células. Nuestro ADN, tanto el celular como el mitocondrial, no son más que las instrucciones para fabricar proteínas. Nuestros principales antioxidantes se sintetizan con los aminoácidos que conforman las proteínas que comemos. Aun así, hemos caído en la trampa y lo estamos pagando con salud.

Te preguntarás a qué se debe que la proteína de las plantas sea de peor calidad. La respuesta es muy sencilla. Aunque hay varias razones, una es la primordial:

Su contenido en antinutrientes.

Muchos defensores de los viejos dogmas sostienen que los antinutrientes no son realmente un problema. Sin embargo, la literatura científica no dice lo mismo. Se ha demostrado una y otra vez que las lectinas, principal proteína de las plantas, están involucradas en la patogenia de múltiples enfermedades autoinmunes, como las relacionadas con el intestino (Crohn, colitis ulcerosa), diabetes, hipotiroidismo, artritis reumatoide, celiaquía, asma, alergias de todo tipo y un largo etcétera. Tenemos decenas de estudios archivados que muestran no solo los hechos, sino también los mecanismos por los que actúan.

Somos asturianos y en nuestra región el plato típico es la fabada. Todo el mundo aquí sabe que después de comerla no se pueden hacer planes. Gases, pesadez, mala digestión y un estado de baja energía alarmante son consecuencias prácticamente inevitables que surgen tras el delicioso plato típico. ¿Qué está ocurriendo? Se llama inflamación intestinal. Las legumbres y los cereales son comestibles cargados de lectinas. Estas proteínas son un mecanismo de defensa de las plantas frente a sus depredadores. A diferencia del ser humano, el pobre insecto o animal salvaje que decida comerlas seguramente no repetirá. El ADN humano no codifica enzimas para digerir las lectinas. Tus intestinos, donde absorbes los nutrientes, son la primera barrera entre el alimento y tu sangre; entre el mundo exterior y tu propio ser. Por tanto, tus intestinos presentan una de las mayores concentraciones de células del sistema inmune de todo tu cuerpo. Para estas células de defensa, las lectinas, no digeridas, son invasoras que deben atacar produciendo la inflamación que sientes en el proceso de digerir la fabada, los garbanzos o cualquier otra legumbre o cereal.

Todo el mundo conoce la lectina más famosa, el gluten. Alguien con celiaquía no debe comerlo, pero tú tampoco. Aunque genéticamente no tengas predisposición a esta enfermedad autoinmune, el gluten tiene efectos perjudiciales en tu barrera intestinal, con independencia de tus genes. En su artículo más famoso, «Intestinal zonulin: open sesame», el doctor Alessio Fasano descubrió los posibles mecanismos por los cuales las lectinas de las plantas actúan en la formación de una afección conocida como «intestino permeable». El título de su publicación lleva incluidas, de manera elocuente, las palabras «¡ábrete, sésamo!». Y es que el intestino permeable es permeable a sustancias que nunca deberían pasar a tu organismo, las cuales terminan provocando todo tipo de problemas. El doctor Fasano nos muestra cómo el gluten es capaz de destruir la barrera intestinal. Por supuesto, el grave problema no es el consumo ocasional de antinutrientes, sino el haberlos situado en la base de la pirámide e insistir en que se tomen varias veces al día.

Existen más antinutrientes que las lectinas. Las plantas también contienen moléculas que impiden la absorción de las proteínas, los ácidos grasos y los minerales. Uno de los antinutrientes más conocidos es el ácido fítico.

UN ENSAYO SOBRE EL ZINC

El zinc es uno de los minerales que necesitamos para que innumerables reacciones químicas se lleven a cabo en nuestro organismo. Como dicen los libros de texto, es esencial para la salud humana. Ciertamente, el sistema inmune depende en gran medida de su disponibilidad en el cuerpo.

El otro protagonista de la historia que te vamos a contar es el ácido fítico. Las plantas también necesitan minerales para sobrevivir, crecer y proliferar. Un hecho que no debe pasarnos inadvertido es que estos seres vivos no pueden moverse del sitio. Sin embargo, durante sus millones de años de evolución han desarrollado sistemas para asegurarse el sustento. Puedes visualizar el ácido fítico como una especie de imán que atrapa los minerales del suelo e impide que el agua se los lleve lejos. Cuando incorporas este tipo de alimentos a tu dieta, el ácido fítico hace exactamente lo mismo dentro de ti: atrapa los minerales que tenían como destino acabar en tu sangre y tus células impidiendo su absorción. La siguiente pregunta es: ¿dónde se encuentran sobre todo los también denominados «fitatos»? La respuesta está en la base de la pirámide: en los cereales y en las legumbres.

Cuando se entiende bien el «porqué», es más fácil aplicar el «cómo» a la vida. No vas a ser consciente de lo que debes hacer para mejorar tu salud hasta que no comprendas la mente del enemigo. Y ojo, el enemigo no son los fitatos o los antinutrientes.

El problema reside en priorizar las comidas ricas en antinutrientes, que además, como has visto, no contienen los suficientes nutrientes, frente a aquellas que aportan todo lo que necesitas y que no presentan antinutrientes que deban preocuparte.

1. Sabemos, según la FAO, que cereales y legumbres tienen una mala calidad proteica, por mucho que traten de esconderla con propaganda.
2. Sabemos que sus ácidos grasos son fundamentalmente omega-6 y no presentan ninguno de los que realmente necesitamos: DHA u omega-3 marino y ARA (ácido araquidónico) u omega-6 esencial de origen animal.
3. Ciertas plantas, aunque son muy ricas en minerales esenciales, presentan antinutrientes que impiden su absorción, a diferencia de los alimentos de procedencia animal.

Comprendemos que todo esto te choque. Es justo lo que pretendemos. No existe mejor manera de explicarlo que poner un ejemplo. Se trata de un estudio[1] en el que se observó la absorción real del mineral zinc tras la ingesta de tres tipos de alimentos diferentes, todos ellos en el top 5 de los alimentos ricos en zinc:

1. 120 g de ostras.
2. 120 g de alubias pintas (frijoles en Latinoamérica).
3. 120 g de maíz (en forma de tortilla).

Los participantes ingirieron tres tipos de comidas distintas:

1. 120 g de ostras.
2. 120 g de ostras + 120 g de alubias.
3. 120 g de ostras + 120 g de tortillas (de maíz).

Se examinaron los niveles de zinc en sangre de los voluntarios durante las horas posteriores a la ingesta. Lo que cabría esperar, si se atiende a lo que nos cuentan las recomendaciones vigentes, es que los participantes acabaran con niveles muy superiores del mineral tras ingerir las comidas 2 y 3. Sin embargo, ese no fue el caso. Si echas un vistazo a la gráfica siguiente, verás que el ácido fítico presente en las alubias y en el maíz se encargó de robar el zinc antes de que pudieran absorberlo. El caso del maíz debería hacerte reflexionar:

A las tres horas de la ingesta de las ostras y el maíz, los niveles medios de zinc estaban por debajo incluso de los que los participantes tenían antes de comer. Las ostras son el alimento más rico en este mineral, con mucha diferencia respecto al siguiente, que puede co-

1. Solomons, N. W., R. A. Jacob, O. Pineda, F. Viteri, «Studies on the bioavailability of zinc in man. II. Absorption of zinc from organic and inorganic sources», *J Lab Clin Med*. 1979 Ago; 94(2):335-43. PMID: 458251.

mer un ser humano. ¿Te das cuenta de que los fitatos del maíz pueden producir deficiencias graves en la población que sigue los consejos de la pirámide alimentaria oficial? El caso de las alubias tampoco fue mucho mejor, ya que los niveles de zinc apenas se elevaron en comparación con aquellos que resultaron de comer solo las ostras.

ABSORCIÓN DEL ZINC

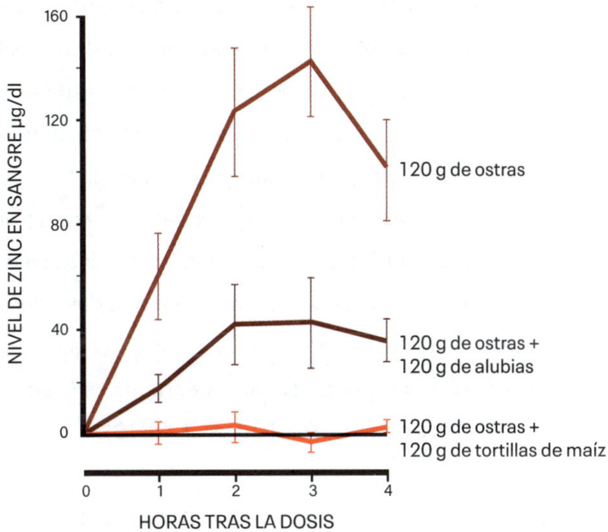

© Georgia Ede MD www.diagnosisdiet.com

¿Qué es lo que sucede?

- Las ostras son un verdadero alimento. La calidad de su proteína es excelente, el aporte de omega-3 y omega-6 se encuentra en la proporción y relación perfectas, y sus minerales son plenamente biodisponibles.
- Los cereales y las legumbres son comestibles de supervivencia, algo que jamás debería formar parte de la base de una pirámide alimentaria real.

La literatura científica lo describe mejor que nosotros:

> Desde que fue descubierta en un hombre iraní en 1961, la deficiencia de zinc en humanos es conocida hoy como un problema importante de malnutrición en todo el mundo. Es más frecuente en áreas de alto consumo de cereales y bajo consumo de alimentos animales. La dieta puede no ser necesariamente baja en zinc, pero su biodisponibilidad desempeña un papel importante en su absorción. El ácido fítico es el principal inhibidor conocido del zinc. Los bebés, los niños, los adolescentes, las mujeres embarazadas y las que amamantan tienen mayores requisitos de zinc en comparación con los adultos y, por lo tanto, tienen un mayor riesgo de agotamiento de zinc. La deficiencia de zinc durante los períodos de crecimiento da como resultado una falla en el crecimiento. Los sistemas epidérmico, gastrointestinal, nervioso central, inmunológico, esquelético y reproductivo son los órganos más afectados clínicamente por la deficiencia de zinc. (Kelishadi *et al.*, 2013).

La desgracia es que el ácido fítico y otros antinutrientes como la fibra también bloquean la absorción del resto de los minerales que necesitamos. Aquí hemos puesto uno solo de los ejemplos, el más sencillo que hemos encontrado para causar un cambio de mentalidad en ti. El asunto de la fibra es realmente sorprendente. Nos han dicho que es necesaria para nuestra microbiota y para la salud del colon. Sin embargo, acorde a las propiedades con las que se justifica su consumo para venderte la necesidad de los comestibles de supervivencia, una dieta basada en proteínas y grasas animales ofrece beneficios superiores para el colon. ¿Por qué? Los cuerpos cetónicos y el butirato son el combustible perfecto para las células del intestino. Si bien nuestras bacterias utilizan fibra para sintetizar butirato, en la grasa animal abunda este ácido graso que, por cierto, pertenece a las grasas saturadas que tanto tratan de denostar.

Otro de los supuestos beneficios de la fibra es que favorece la aparición de bacterias beneficiosas para el colon; sin embargo, como muestran los estudios en tribus cazadoras-recolectoras que aún habitan la Tierra, este argumento es muy pobre por dos motivos:

1. Nuestra microbiota depende en primer lugar del sol y de la conexión con la naturaleza. Ya hemos hablado del trabajo de Jeff Leach con los hadza, de cómo su microbiota no se alteraba con el cambio de dieta debido a la fuerza de la luz solar en su hábitat. Son los antibióticos (a veces necesarios) y otros medicamentos los que destruyen las bacterias saludables, así como los azúcares y las harinas y el ambiente esterilizado de la cultura de Occidente.
2. Tribus puramente carnívoras, como los inuit en Groenlandia, que aún no han sido invadidos por nuestras costumbres, o los guerreros masái cuentan con una microbiota excelente a pesar de tener un consumo nulo de fibra y muy elevado en proteínas y grasas animales.

¿Es suficiente prueba de que el secreto del intestino saludable no está en la fibra? La clave reside en recuperar los hábitos que forjaron los genes de nuestros ancestros, alimentándonos de manera acorde a nuestra especie y con una exposición rutinaria al clima de nuestra zona. Sospecha de quien te diga que necesitas los cereales del desayuno por ser ricos en fibra. ¿Es mala la fibra? No, siempre y cuando no constituya la base de tu alimentación. Es uno de los antinutrientes más comunes, pues es un obstáculo para la absorción de las proteínas y otros nutrientes esenciales ¿Es necesaria? No hace falta irnos a los inuit: aquí las dos personas que escribimos hemos experimentado que la salud del intestino es impecable cuando no se come fibra. Recuerda que la clave reside en lo que priorizas, y quc priorizar no significa excluir. La pirámide alimentaria con los alimentos cargados de antinutrientes en la base es el tercero de los peligros de la civilización, tras la luz azul y las redes inalámbricas que emiten ondas electromagnéticas no visibles —radiofrecuencias y microondas—.

El principal valor que tenemos como especie es el tiempo; no es el dinero ni tampoco las posesiones. Y estos tres enemigos de los que hemos hablado son ladrones de tiempo. Destruyen tus mitocondrias, tus potentes baterías, consumen recursos, acortan los telómeros y te convierten en un ser poco efectivo. No solo estamos hablando de longevidad, sino también de tiempo de calidad. Sé paciente, en el próximo capítulo te daremos la solución.

EL CONSUMO DE LOS ALIMENTOS QUE NO PERTENECEN A NUESTRO HÁBITAT

El sol es fuente de información. La calidad y energía de los rayos que bañan cada punto de la Tierra hacen de cada lugar, a cada instante del tiempo, una localización única, especial. Imagina una Tierra primitiva: bacterias, algas, plantas superiores, animales acuáticos y terrestres. ¿Qué es lo que hace que los cactus y ciertos reptiles habiten en zonas desérticas, que las plantas tropicales crezcan en los trópicos y que no exista vegetación en latitudes cercanas a los polos? ¿Por qué los granados no producen granadas en el norte de España y sí lo hacen en el sur? ¿Por qué no crecen plátanos en Alaska? La vegetación, la vida animal primitiva no son más que una especie de código de barras que contiene la información de los rayos solares que inciden en cada parte del planeta. Cada cosa justo donde pertenece.

Los carbohidratos suponen un grave problema para la salud cuando se consumen en ciertas condiciones:

- Fuera de la estación en la que están listos para comer.
- Fuera del hábitat donde vives.

¿Por qué? Einstein recibió un Premio Nobel por descubrir el efecto fotoeléctrico. Este fenómeno contiene la explicación fundamental de por qué no es buena idea comer un plátano en Islandia el 10 de diciembre. Los fotones del sol contienen más o menos energía dependiendo del tipo de luz. Cuando un fotón incide en un electrón, este pasa a un estado de mayor excitación. Es decir, contiene una mayor energía. Recuerda del capítulo 5 que nuestras mitocondrias solo necesitan los electrones de la comida; no carbohidratos, proteínas ni grasas. Las frutas y plantas que crecen en lugares tropicales contienen electrones de mucha energía. Aquellas que se dan a comienzos de la primavera en el norte de España contienen electrones menos energéticos por crecer bajo la acción de fotones de menor energía. De igual manera, las proteínas que manejan los electrones de la comida en nuestras mitocondrias absorben fotones del sol y esto las prepara para recibir electrones muy concretos. ¿Qué significa todo esto? Lo hemos dicho varias veces:

Una persona tiene que comer los alimentos que crecen bajo la misma luz solar que baña sus ojos y su piel. Esto crea la señal necesaria para que las mitocondrias rindan de manera óptima. Recuerda que ellas revierten por completo el proceso de la fotosíntesis devolviendo los electrones al estado energético original. Carbohidratos, proteínas y grasas contienen diferente información en función de la calidad del sol en un punto e instante dados. Tus mitocondrias están leyendo todo el tiempo el ambiente en el que te encuentras. La comida equivocada produce un tipo diferente de radicales libres para los que la evolución no te ha preparado.

Los carbohidratos no estacionales, no locales, aquellos que crecen bajo luz artificial o los que comes mientras te expones a frecuencias electromagnéticas no nativas, escondiéndote del sol (los mismos fotones deben preparar tus mitocondrias), no son alimento, sino comestible. Además, este consumo es especialmente peligroso en la era del 5G.

ATENTAR CONTRA NUESTRA PROPIA NATURALEZA

Pongamos el ejemplo sencillo de lo que significa el calzado para mostrarte la magnitud del problema al que nos enfrentamos. No se nos ocurre un mejor representante para poner de relieve uno de los mayores peligros que enfrenta la civilización: el aislamiento, la separación que existe entre nosotros y la superficie de la Tierra. Durante toda nuestra evolución, jamás había sucedido. En los años sesenta, comenzó a resultar rentable para los fabricantes y cómodo para los usuarios el calzado con suelas sintéticas completamente aislantes. Sin ser conscientes de las consecuencias, el efecto de una suela de menos de un centímetro se hizo sentir negativamente en nuestra salud.

Somos una máquina de recolectar electrones. Ya sabes que el propósito de comer es atrapar los electrones de la comida. Sin embargo, no es nuestro único modo de hacerlo. La superficie del planeta Tierra, por las características de los rayos solares y de su atmósfera, es un almacén primordial e infinito de electrones, que recogemos en el momento en el que tocamos su superficie con nuestra piel o con cualquier material conductor. Veremos en el próximo capítulo los beneficios de practicar el arte de descalzarse para caminar, incluso sobre cemento o asfalto, pero mucho mejor en arena, tierra o hierba. Unos beneficios de los que nos han privado, de manera inconsciente, las suelas sintéticas y los suelos aislantes de hogares y lugares de trabajo. Que nadie nos malinterprete, una casa donde hay electricidad debe estar adecuadamente aislada; pero, irónicamente, nuestros aparatos eléctricos tienen que estar conectados debidamente a tierra. Es el precio de la seguridad del hogar.

Se nos ha diseñado para estar en contacto con la superficie de la Tierra casi el cien por cien del tiempo (nuestras glándulas sudoríparas en las plantas de pies y manos aportan pistas definitivas de ello). No obstante, cosas de la modernidad, una persona de ciudad difícilmente se conecta a la tierra, ni tan siquiera cinco minutos al día, de manera inconsciente. Esto debe cambiar, y te enseñaremos cómo.

Es posible que pienses que lo que te estamos contando es pseudociencia, cuando no lo es. Los electrones de la Tierra los utilizamos para aumentar el potencial zeta de la sangre —lo que promueve su correcta fluidez, evitando los coágulos— o aniquilar el temido estrés oxidativo. En el próximo capítulo, te enseñaremos también cómo elegir tu calzado correctamente.

La vida moderna ocurre en interiores. De casa a la oficina, de la oficina a las cafeterías o centros comerciales, y de ahí vuelta a casa. Aislados en todo momento de la superficie del planeta. No soportamos los cambios extremos de temperatura, pasar frío o calor. El ser humano de hoy no sabe vivir fuera de la zona de confort, aquella en donde la magia comienza a suceder. Ya lo expresó a su manera el genial Charles Bukowski con su famosa frase:

> Qué tristes fueron esos años, tener el deseo y la necesidad de vivir, pero no tener la habilidad.

Pasamos de luchar por la supervivencia con esfuerzo (lo que ha quedado reflejado en nuestros programas genéticos) a luchar contra el esfuerzo en busca de una vida cómoda. La vida, por suerte más que por desgracia, no está preparada para la comodidad. Debemos reconectar con la naturaleza, aprender a apreciarla y sentir de manera consciente el frío y el calor, el día y la noche, a la que con frecuencia tememos, quizá no de la misma manera que un niño pequeño, pero ¿por qué no somos capaces de permanecer a oscuras dentro de la seguridad del hogar cuando el sol se va?, ¿por qué necesitamos llenar nuestro vacío con luz y con ruido? Necesitamos luz y necesitamos oscuridad. Necesitamos recordarnos a nosotros mismos, acceder a nuestra presencia real. Esto requiere atención dirigida, esfuerzo consciente. De lo contrario, quedamos a merced de las fuerzas de la vida que activan señales celulares desconocidas por nuestros genes.

Hoy sabemos que vivir de noche y dormir de día produce alteraciones hormonales graves y sube los niveles de glucosa y cortisol, al igual que lo hacen comer cada tres horas, los carbohidratos refinados, las grasas no evolutivas o evitar el frío. Nuestros ancestros comían menos veces por día que nosotros, y con frecuencia ayunaban por necesidad, aunque su energía para cazar animales se mantenía intacta. Hoy en día, la gente no se puede ni levantar de la silla si no desayuna o come cada tres horas. ¿Por qué? Los enemigos de la vida moderna han destruido nuestros programas genéticos. No somos más que una sombra de lo que fuimos. Las enfermedades de la civilización cada vez sobrevienen a edades más tempranas, y muchas personas tienen que atravesar la vida con dolores debilitantes, por lo que pierden cualquier ilusión por alcanzar otra versión de sí mismas.

De pronto, el ser humano tuvo la necesidad de desplazar a grandes distancias sus problemas, de migrar a otro lugar mejor, que con frecuencia resulta no ser tal: separarse de su origen, de la luz del sol que sus mitocondrias están preparadas para recibir, para ir a un lugar ajeno a su ADN mitocondrial. Los africanos y los latinos que emigran a otras latitudes tienen verdaderos problemas para sustentar su salud cuando la luz del sol es demasiado débil para su piel oscura. La tecnología, los viajes en tren, avión y coche suponen peligros añadidos. Muchas personas desconocen que circular por la autopista a velocidades elevadas provoca un desgaste celular y un consumo de recursos al que no estamos acostumbrados. No solo por la luz solar filtrada por las ventanas, sino por los campos magnéticos que generan el motor y las ruedas en sus revoluciones. ¿Nunca has pensado por qué los viajes largos en coche cansan tanto si lo único que hacemos es ir sentados o durmiendo? Los viajes en avión tienen sus ventajas y desventajas frente al coche y al tren. Hablaremos de todo esto en el siguiente capítulo.

RECAPITULANDO

Faltan unas pocas páginas para cambiar de capítulo. Hemos titulado el número 8 «Reancestralización», y es ahí donde te ofrecemos las soluciones y los trucos que te ayudarán no solo a evitar los peligros, sino a disfrutar de la salud plena con las herramientas que tengas a tu alcance. Sabemos que todo lo que te acabamos de contar puede abrumar a cualquiera, aunque tal vez vivamos en la mejor época posible. Aunque la propia condición humana siempre ha causado estragos, hoy tenemos los conocimientos necesarios para adelantarnos a los acontecimientos y escapar del destino que aguarda a quienes prefieren pasar por la vida con los dedos cruzados. La reconexión con la naturaleza nutre nuestro centro emocional de una manera que quizá no podríamos haber apreciado en las condiciones de supervivencia pura que rodeaban la vida de nuestros antepasados. Todo tiene sus pros y sus contras. No podemos hacer oídos sordos a la realidad. Conocer los porqués nos dicta los cómos:

- La luz artificial de noche destruye la melatonina, principal antioxidante y químico anticáncer del cuerpo humano. Esta hormona se encarga de regular los procesos más importantes de los programas nocturnos de mantenimiento y reparación de nuestras células: autofagia y apoptosis. La literatura médica considera cancerígeno, de manera acertada, cualquier agente que vacíe nuestras reservas de melatonina. Sabemos que los niveles de esta hormona en mujeres con cáncer de mama son hasta diez veces menores que los normales. Las personas con cáncer de piel pueden presentar la mitad de melatonina en sangre y orina de la prescrita por la evolución. Por si fuera poco, la luz artificial durante el día también produce una mala señalización en el ojo, en la piel y en el tejido adiposo, que termina por destruir el ciclo de la vitamina A y, por tanto, también el de la vitamina D. Estas dos vitaminas están muy reguladas en nuestros programas evolutivos. No podemos influir en una sin hacerlo en la otra. Una de las peores consecuencias de la luz artificial es la aniquilación de la vitamina D, precisamente otro gran factor que aumenta el riesgo de sufrir cáncer y otras enfermedades modernas.

- Las frecuencias electromagnéticas artificiales aumentan nuestra necesidad de nutrientes, deshidratan las células al arruinar el agua EZ y, por tanto, disminuyen la capacidad de llevar a cabo el trabajo de detoxificación tan necesario en los tiempos modernos. Por si fuera poco, también impiden la síntesis de melatonina y el acceso a las reservas de grasa. James Russell realizó un excelente documental, con bastante rigurosidad, sobre los peligros de la telefonía móvil cuando ni tan siquiera se había instalado la red 4G. Reflejó el impacto que tuvo, hasta el borde de la extinción, sobre numerosas especies de insectos y aves que utilizan la resonancia Schumann, emitida por la Tierra y oscurecida por las frecuencias artificiales, para orientarse. Por ejemplo, se hicieron varios estudios en abejas, en las que simples señales de los teléfonos inalámbricos impidieron que encontraran el camino de vuelta al hogar, para tratar de explicar por qué en 2006 comenzaron a desaparecer a un ritmo alarmante en numerosos países, como así alertó la prensa publicada ese año. Quienes tienen familiares con alzhéimer, como nosotros, no podrán evitar reflexionar sobre si también estas frecuencias artificiales son las que les han robado la capacidad de reconocer a sus seres queridos o su propio hogar. Los mecanismos coinciden, al igual que la opinión de los expertos a los que hemos consultado. Los hallazgos de un equipo de investigadores de la Universidad Imperial de Londres y del Departamento de Ciencias Ambientales y de Salud Ocupacional de la Universidad de Washington son reveladores. En un informe de 2007, indicaron que las mediciones en un entorno de oficina mostraron que las energías eléctricas y magnéticas a las que las personas están expuestas en interiores durante largos períodos de tiempo aumentan el riesgo de infección, estrés y enfermedades degenerativas, y reducen el consumo de oxígeno y los niveles de actividad. Dos más dos son siempre cuatro.

- La era de los procesados y los antinutrientes: comida basura llena de carbohidratos refinados y grasas vegetales tóxicas que aceleran el camino hacia la destrucción del cuerpo. La luz azul por la noche nos hace sentir hambre por el efecto que tiene sobre dos hormonas clave en la saciedad y el apetito: la leptina y la grelina. Y eso nos conduce al famoso ciclo hiperglucemia-hiperinsulinemia-hipoglucemia que nos crea adicción a los tóxicos que nos venden a través de una publicidad llena de imágenes con niños sonrientes y animales que jamás comerían lo que hay dentro del paquete de plástico en el que vienen impresos. El ser humano buscó sacar beneficio aprovechándose de las necesidades básicas de la población.

Se habla mucho de la crueldad de los zoológicos sin que nos percatemos de que nosotros mismos hemos convertido nuestro hábitat en un zoológico o, peor aún, en una pecera contaminada o un terrario de reptiles. Hemos perdido el sustento de los electrones que nos proporciona la Tierra. La frecuencia Schumann emitida por el planeta, que hace resonar nuestras ondas alfa del cerebro, regula nuestra secreción hormonal y orienta las migraciones del reino animal, ha quedado ahogada y oscurecida por una cantidad aberrante de frecuencias emitidas por las telecomunicaciones con el pretexto de sostener un modelo, más que interesado, de globalización que nos ha sido impuesto.

Hay aviones que nos sobrevuelan para dejar estelas de yoduro de plata —tóxico— con el motivo de crear nubes que no necesitamos. Mucha gente creía que esto eran teorías de la conspiración; sin embargo, basta una búsqueda en internet para comprobar que es muy real. Se recurre a invernaderos para crear frutas y verduras antinaturales, y se utilizan fertilizantes, pesticidas y herbicidas que terminan por contaminar los alimentos y el agua que bebemos. El glifosato, utilizado en todos los rincones del mundo como herbicida, es capaz de causar estragos en nuestro organismo, pues es una molécula similar al aminoácido glicina, principal constituyente de la proteína más abundante, el colágeno. Se acusa a la ganadería de contribuir al calentamiento global, ahora convenientemente rebautizado como «cambio climático», cuando no solo se permiten guerras, sino que se promueven, y se abusa de los derivados del petróleo para impulsar el transporte y envolver con plásticos los pseudoalimentos que tratan de hacernos consumir. Todo esto envenena tu segundo alimento, el aire que respiras. La polución, esa niebla gris que rodea ciudades de todo el mundo, mata anualmente millones de personas, según los datos emitidos por estos organismos corruptos de los que siempre hablamos.

Pero basta ya. Era necesario exponer los peligros a los que nos enfrentamos para proporcionar el sentido de urgencia requerido a fin de propiciar un cambio de hábitos. Los tres tipos de alimento de los que hablamos en el capítulo 1 han de recibirse de tal forma que resulten familiares a tus células. El ser humano tiene capacidades extraordinarias, las cuales, en ciertos momentos en los que nos quitamos de en medio y nos abrimos hacia lo desconocido, podemos recordar como un eco que siempre ha estado ahí, pero que no hemos escuchado, debilitado por el ruido de la vida. Siempre somos nuestro mayor obstáculo, siempre creemos tener certezas, pero, cuando las cosas no salen como queremos, la culpa la vertimos hacia lo exterior. Nuestra atención se centra en el mundo, siempre fuera de nosotros. Cuando la ponemos en ciertos lugares de nuestro ser, comenzamos a comprender que los alimentos, las impresiones, el aire y la comida tienen efectos mayúsculos sobre el universo que alberga. Con demasiada frecuencia, depositamos una extraña fe en las recomendaciones que escuchamos en tal o cual sitio y dejamos de experimentar con atención, de confiar en nuestro propio criterio. Creemos solo nuestros pensamientos e ideas, y no experimentamos la sensación que los alimentos producen en nuestras células.

Permítenos decirte que tu ADN es modificable y moldeable hasta un punto que jamás sospecharías. Contiene posibilidades infinitas. Tus padres te hicieron el regalo más preciado, el regalo de la vida. El ADN es el mazo de cartas con el que jugarás tu partida, pero puedes aprender cómo jugar las cartas buenas en el momento preciso. Cada decisión que tomas expresa unos genes y silencia otros. Todas tus células tienen exactamente el mismo ADN; sin embargo, una es una neurona, otra un hepatocito, y otra tal vez un linfocito. ¿Qué quiere decir esto? Que cada célula silencia para siempre los genes que corresponden al trabajo de otras en distintos órganos. Dentro de cada célula, se activan y se apagan programas genéticos a cada segundo, con cada decisión. Los alimentos que tomamos producen una señal epigenética, así es como se llama. Los malos expresan genes que deberían estar dormidos, y viceversa. Un piano tiene las teclas que tiene; sin embargo, Bach o Liszt tenían la habilidad de expresar lo que ellos deseaban tocando las teclas adecuadas con rapidez y precisión inigualables para conformar melodías sublimes. Ahora te toca a ti interpretar la sinfonía perfecta de la salud y no la música de la enfermedad. Recuerda: en cada momento deben expresarse los genes correctos en cada célula y los tres tipos de alimento resultan claves para que esto se produzca. Puedes convertirte en intérprete del ADN de manera óptima: se llama «epigenética». ¿Cómo hacerlo? Disfruta del siguiente capítulo.

SUPER
VIVIR

CAPÍTULO 8

REANCESTRALIZACIÓN

LA REANCESTRALIZACIÓN

«Reancestralización» es el término que utilizamos como sinónimo de «reconexión» con la Madre Naturaleza. La humanidad se encuentra atraída por fuerzas extrañas y poderosas que rompen, hilo a hilo, todo aquello que aún nos conecta con nuestros orígenes. Desde luego, el ser humano parece un ser extraño en este planeta. Con frecuencia, mira hacia las estrellas con nostalgia. Hacia la Osa Mayor y la Osa Menor; hacia Sirio y hacia Orión, que apunta con su arco en dirección a Tauro, con sus Perseidas... Es como si tuviera añoranza de su verdadero hogar, como si no perteneciera a este mundo. ¿Qué hay en el firmamento que atrae nuestra mirada? Decía el maestro armenio G. I. Gurdjieff:

> Un león no necesita un proceso de pensamiento. Nace con todos los requisitos para ser un león, y nunca puede hacer nada ajeno a la naturaleza de un león. Su esencia física lo mantiene en su propio hogar, no sueña con viajar al extranjero y nunca considera mudarse al siguiente continente. Va directamente tras su nutrición adecuada y come hasta saciarse. Y, mientras sus días señalados aún estén sobre él, su suministro de alimentos sea adecuado y el agua idónea esté siempre a mano, cumple el papel terrenal de un león. En su lugar adecuado en el momento adecuado. Es de una vez por todas un león, y no hay nada en qué pensar...Un león nace con el conocimiento esencial de lo que debe comer, y eso es lo que come

y nada más. Pero un hombre puede acercarse y arrancar bayas de un árbol venenoso.

El concepto de la reancestralización cobra fuerza en las personas que lo reciben con la mente abierta. Nos hemos distanciado de tal manera de nuestra esencia que volver al origen es el nuevo punto de partida necesario. Pasado y futuro unidos en el presente. Estamos de acuerdo en que abrazar la reancestralización nos puede convertir en una especie de bichos raros a los ojos de los demás, pero el hecho de ser originales está implícito en el concepto de la palabra «origen». Conlleva una atención hacia el interior, poner luz en el universo de seres vivos que conforman cada persona. En contraposición, la voluntad mecánica dirige la masa humana hacia el mundo oscuro de los placeres inmediatos, hacia fuera, hacia nuevas luces brillantes, a expensas de la salud.

¿Cómo es posible que el ser humano sea el único animal traicionado por su propio instinto? ¿Cómo es posible que debamos enseñar a la gente a tomar el sol o a comer? ¿Cómo es posible que nuestra especie sea tan inteligente y tan estúpida a la vez? ¿Qué sucede? La humanidad es un barco zarandeado a merced de la tormenta. Sin embargo, una persona puede ser ágil y tratar de escapar al destino que le aguarda de otro modo. En esto consiste la reancestralización, en una serie de pequeños cambios que le permitan prosperar en la era moderna. Hay buenas noticias: cada uno de estos pequeños cambios produce un beneficio enorme por sí solo. Como decía Gurdjieff, solo el ser humano parece lo suficientemente estúpido como para comer lo que no debe y alimentar a sus mascotas con el mismo veneno. ¿Hemos perdido nuestro instinto de supervivencia? De la noche a la mañana, no podemos lograr ningún cambio significativo, pero sí cambiar la dirección en la que vamos y eludir el destino que, de otra manera, nos habría de alcanzar.

Durante la época en que llevamos a cabo la preparación de las ideas que sentarían las bases de este libro, pasamos mucho tiempo sentados tranquilamente en el porche de una cabaña que estamos construyendo en la montaña asturiana, en un lugar maravilloso de difícil acceso. Descalzos sobre la superficie de la Tierra, semidesnudos y en completo silencio, observamos durante horas la maravilla que teníamos delante. En otro tiempo, vivíamos en Gijón, una ciudad de casi trescientos mil habitantes, donde teníamos un estudio de grabación completamente insonorizado en el que no entraban ni salían las ondas sonoras ni tampoco la luz del día.

En aquella época, teníamos un proyecto musical que denominamos STRO. Jéssica M. de la Paz, amiga de nuestra esencia y compañera de vida, se encargaba del bajo eléctrico, de la grabación y de la mezcla del sonido. Siempre tratábamos de cuidarnos, sin otro vicio más que la música y el deporte. Sin embargo, un día sufrió las consecuencias de vivir lejos de la naturaleza, bajo luz artificial, respirando aire contaminado y comiendo según las reglas de la infame pirámide. Sus genes paleolíticos añoraban otra vida y fue víctima de un cáncer, pero con una dignidad al alcance de pocos, que suele aparecer en los momentos difíciles. Murió el 31 de enero de 2016, con treinta y cinco años y poco más de dos meses, rodeada de aquellos que la admiramos. Desde entonces, supimos que debíamos hacer algo. Nuestro instinto nos hizo percibir que la mala suerte no tenía nada que ver, que se trataba de un cuerpo que luchaba contra un ambiente extraño. Epigenética. Años más tarde, dimos con la respuesta que buscábamos. Ahora comprendemos lo que fue mal. Nadie tiene que volver a pasar por todo eso y, por ello, este capítulo es clave en el desarrollo de este libro. Toma nota de lo que viene.

LOS HÁBITOS QUE RESPETAN NUESTRO DISEÑO FRENTE A AQUELLOS QUE LO DESTRUYEN

Ya hemos explicado que, durante la Era Antigua, el ser humano jamás atentó contra su diseño. La falta de tecnología lo hizo imposible. Por el contrario, la codiciosa Era Moderna supone un ambiente venenoso para nuestra especie y el resto de los seres vivos sobre el planeta Tierra.

La vida es una historia de luz, agua y electromagnetismo, una historia de electrones y protones que sucede a través del tiempo. Lo que viene ahora es un conjunto de hábitos que puedes aplicar en la medida de tus posibilidades, independientemente de tu lugar de residencia, edad y condición física. Son unos cambios que te dejarán interpretar la melodía correcta de tus genes mitocondriales y nucleares. De esta manera, tus células serán capaces de decir la hora de manera precisa y permitirán orquestar los procesos biológicos que te permitan alejar la enfermedad. Como verás, no se trata de volver a la época de las cavernas, sino de recuperar las condiciones originales en el lugar donde vives.

¿Cuáles son estos hábitos de los que estamos hablando y que suponen el antídoto contra los enemigos de la Era Moderna que hemos visto en el capítulo anterior?

1. Exponerse al sol.
2. Conectar con la tierra (en inglés, *grounding* o *earthing*).
3. Respirar aire limpio.
4. Alimentarse de manera natural.
5. Ayunar.
6. Exponerse al clima.
7. Hacer ejercicio.
8. Recurrir al *biohacking* (trucos para mitigar o resolver ciertas condiciones difíciles).

Aplicar uno solo de estos hábitos supone el primer paso en el camino de vuelta al origen. Esa es la nueva dirección, pero los cambios pueden ser graduales y llevarse a cabo en el marco de la vida rutinaria. Como decíamos, cada pequeño paso supone un enorme beneficio en lo que respecta a la salud. La mayoría de las personas que comienzan el proceso de la reancestralización no pueden creer el nuevo estado energético que experimentan, a la vez que lamentan no haber empezado antes. Esto supone un error. Las cosas siempre llegan en el momento adecuado. El maestro aparece cuando el alumno está preparado.

¿Por qué sucede tal mejoría? La clave reside en que estos hábitos constituyen un lenguaje que tus genes paleolíticos recuerdan. Por un lado, las mitocondrias reciben su sustento evolutivo y, por otro, las células son capaces de sincronizarse con un reloj maestro y orquestar los procesos necesarios para generar orden frente al caos. La reancestralización es el punto medio entre dos extremos: ritmos circadianos precisos y mitocondrias eficaces. Cada uno de los hábitos están implicados en restaurar los ciclos biológicos celulares y poner a punto las baterías del cuerpo.

Tómate la libertad de experimentar, de dudar de todo lo aprendido, desaprenderlo si fuera necesario y avanzar paso a paso, disfrutando del proceso. Nosotros comenzamos con la necesidad de buscar aire limpio lejos de la ciudad. Luego vinieron la alimentación, el ayuno y el ejercicio. Más tarde, nos dimos cuenta de la necesidad de vivir bajo el ambiente dc luz correcto y exponernos al frío del invierno o al calor del verano. Por último, el *grounding* y el *biohacking,* que no son más que aprovecharse de la tecnología para luchar contra la tecnología. El proceso duró años y no fue precisamente en el orden más efectivo, pero lo disfrutamos con intensidad.

Comencemos por el orden más lógico.

EL CALLO SOLAR

Deseamos que el capítulo 4 te haya despojado del miedo al sol. Ahora debemos poner en relieve un hecho innegable: a muchas personas les hace daño la luz solar. Esto influye en la propagación de la idea de que el sol es perjudicial para nuestra piel. Sin embargo, la realidad es bien diferente. A estas alturas, ya conoces que la luz artificial destruye la piel, la retina, el cerebro y los ritmos circadianos de toda aquella persona que ose vivir bajo su radiación. Desgraciadamente, casi todo el planeta opta por ello, y de ahí la epidemia de enfermedades modernas en proporciones jamás vistas. Por si fuera poco, el elevado consumo de omega-6 vegetal y alimentos proinflamatorios llenos de antinutrientes ocasiona un daño extra a las células de la piel. El sol, con toda su fuerza, supone un estresor que muchas personas no pueden tolerar. Como consecuencia, aparecen todo tipo de manchas, alergias y otras enfermedades más graves, como el cáncer de piel. Ya has descubierto que el sol no es el culpable, sino la luz artificial y la mala alimentación. Y, sin embargo, puede ser la chispa que dé comienzo al fuego.

Antes de recibir el sol en su plenitud, debemos preparar nuestra piel y la retina con el objeto de ser capaces de descargar la máxima cantidad de información posible contenida en su santa radiación electromagnética. El camino de muchas personas comienza por forjar el callo solar.

Repetimos una y otra vez un fragmento de una verdad eterna: existe un tiempo para cada cosa bajo el sol. Reproducimos un extracto del Eclesiastés. Ya sabes a estas alturas que atesoramos los libros de sabiduría:

> Todo tiene su momento y cada cosa su tiempo bajo el sol:
> tiempo de nacer y tiempo de morir;
> tiempo de plantar y tiempo de arrancar lo plantado;
> tiempo de matar y tiempo de sanar;
> tiempo de destruir y tiempo de construir;
> tiempo de llorar y tiempo de reír;
> tiempo de hacer duelo y tiempo de bailar;
> tiempo de arrojar piedras y tiempo de recogerlas;
> tiempo de abrazar y tiempo de separarse;
> tiempo de buscar y tiempo de perder;
> tiempo de guardar y tiempo de tirar;
> tiempo de rasgar y tiempo de coser;
> tiempo de callar y tiempo de hablar;
> tiempo de amar y tiempo de odiar;
> tiempo de guerra y tiempo de paz.

¿Qué provecho saca el obrero de su trabajo? Observé todas las tareas que Dios encomendó a los hombres para afligirlos: todo lo hizo hermoso a su tiempo y dio al hombre el mundo para que pensara; pero el hombre no abarca las obras que hizo Dios desde el principio hasta el fin.

Y comprendí que lo único bueno para el hombre es alegrarse y disfrutar de la vida. Después de todo, que el hombre coma y beba y disfrute en medio de sus fatigas es don de Dios. Comprendí que todo lo que hizo Dios durará siempre: no se puede añadir ni quitar nada. Porque Dios exige que lo respeten. Lo que es, ya fue; lo que será ya sucedió, porque Dios vuelve a traer lo que pasó.

Estas palabras ponen en marcha nuestro deseo de respetar cada proceso, la estación del frío y la del calor, la lluvia intensa y el frío húmedo o la agradable temperatura que se siente bajo la piel un día al sol. Una persona a la que respetamos con todo nuestro ser dijo que todo el tiempo es para nosotros. Con frecuencia, tratamos de tener tiempo para nosotros mismos, sin darnos cuenta de que todo el tiempo es para nosotros. Y lo mismo sucede con el callo solar. En su viaje alrededor del Sol y de la Vía Láctea, nuestra inmensa galaxia, la Tierra, manifiesta las estaciones en cada rincón del planeta, con mayor fuerza en latitudes altas. Primavera, verano, otoño e invierno se suceden en un ciclo eterno que maravilló al propio Vivaldi, en cuyo honor escribió una obra musical irrepetible alrededor de 1721, cuando el ser humano aún no había iniciado la destrucción de su propio hábitat.

EL CALLO SOLAR DEPENDE DE LAS ESTACIONES

Ponemos como ejemplo las latitudes españolas. Al final del capítulo, te contaremos cómo averiguar el tipo de rayos solares presentes en cada momento del día en tu localización:

1. El mejor momento para que comiences a forjar el callo solar es en el solsticio de invierno. A partir de esta fecha, muy celebrada por numerosas civilizaciones, la luz solar alcanza su mínima intensidad. En España, la luz ultravioleta B, altamente energética, se encuentra ausente debido a la inclinación del eje de la Tierra respecto al Sol. Estar al aire libre durante el máximo tiempo posible, con la piel expuesta a pesar del frío, es una sabia decisión para que recibas la información del Sol cuando irradie con fuerza.

2. A mediados de febrero, la luz ultravioleta B ya baña mínimamente durante las horas centrales del día toda la península ibérica. Aun sin demasiada fuerza, resulta imprescindible que la recibas para continuar forjando el callo solar.

3. La primavera se caracteriza por días que empiezan a crecer de manera considerable. El día predomina sobre la noche. Es tiempo para que disfrutes de la naturaleza y continúes preparando la piel, los melanocitos, para el verano. La luz UVA aparece poco después del amanecer y dispones de varias horas al día de UVB, que te ayudará a producir la melanina suficiente y otras hormonas y sustancias que te aportan vitalidad.

4. En el verano el sol incide con fuerza. Si has hecho tu trabajo desde el solsticio de invierno, tu piel y ojos estarán preparados para trasladar la información plena a todas y cada una de tus células. No solo es momento de descargar dicha información, sino de almacenarla para el invierno. La fuerza inteligente que implica la radiación electromagnética construye tu ser y repara y ordena cada parte de él.

5. El otoño refleja el comienzo del final del ciclo de todas las cosas que tienen lugar bajo el sol. La gran autofagia de la naturaleza. Cuando seas consciente de la llegada del invierno, es tiempo, mientras los días aún son largos, de que captures las últimas ondas de energía UVB a fin de que acumules las reservas de vitamina D para los días más oscuros. De no hacerlo, pertenecerás a la clase de personas en las que cualquier cambio de temperatura pone de manifiesto la debilidad de su sistema inmune. Gran parte de las enfermedades graves y las depresiones que tienen lugar durante el invierno se podrían evitar forjando el callo solar.

Si tienes suerte y conocimiento, tal vez experimentes este ciclo sagrado cien veces o más en tu paso por el planeta, que seguirá girando mucho tiempo después de que te hayas ido. En el fondo, es bonita y necesaria, sobre todo necesaria, la gran autofagia de la Madre Naturaleza.

EL CALLO SOLAR SE FORJA TAMBIÉN A DIARIO

El concepto de escala es importante. Podemos dividir el tiempo en años, meses, semanas, días, y así sucesivamente. Cada día de tu vida tienes una oportunidad para forjar el callo solar.

1. Cada amanecer puedes exponer la piel y los ojos al sol. Los estudios muestran que, cuando se recibe la radiación que tiene lugar en las primeras horas del día, una exposición posterior a luz ultravioleta proporciona más beneficios, a la vez que retrasa o evita que se produzca el eritema, que no es más que el enrojecimiento de la piel por radiación intensa. Esto significa que debemos desechar los estudios en los que se haya expuesto a personas o animales directamente a la luz UV, porque no son circunstancias que se reproduzcan en la naturaleza; es decir, el cien por cien de ellos. También nos indica que dormir hasta el mediodía y luego salir al sol que más quema no es una buena idea. Recibir el amanecer en exteriores es salud.
2. De igual manera, el atardecer resulta beneficioso para el callo solar. Rico en luz roja e infrarroja, nos ofrece la oportunidad de regenerar cualquier daño posible en nuestros tejidos a la vez que nos prepara para un sueño reparador.
3. Cualquier exposición a la luz artificial después del atardecer arruina el callo solar que hayamos conseguido durante el día. Al final del capítulo, aguardan los trucos para evitar que esto suceda.

Las respuestas deben buscarse en los 3.600 años de evolución en los que la vida no ha perdido el callo solar por las condiciones mismas de existencia. Hoy la excepción es la norma. ¿Cuándo se ha podido apartar a un ser vivo de la naturaleza y desconectarlo de ella? Nunca han existido cristales, cremas solares, gafas, bombillas, teléfonos móviles, comida antinatural... El cien por cien de conexión se ha convertido prácticamente en un cero por ciento en las ciudades. ¿Acaso creíamos que no lo íbamos a padecer? ¿Necesita un león africano aprender a forjar su callo solar? Hasta ahora, aún no se ha visto un león con gafas de sol untando cremas a sus crías.

EL CALLO SOLAR REQUIERE UNA ALIMENTACIÓN EFECTIVA

Como hemos dicho, la alimentación cumple un papel demasiado importante en nuestra capacidad para recibir el sol. Hemos escrito un libro de quinientas páginas, *Dieta cetogénica: El protocolo de una alimentación efectiva,* donde explicamos y razonamos a través de la ciencia cuál es la manera más efectiva de comer. En lo que concierne a la construcción del callo solar, debes tener en cuenta lo siguiente:

1. Eliminar el consumo de omega-6 vegetal si el sol te daña; esto resulta imprescindible. En el capítulo anterior, explicábamos que, cuando tienes demasiados ácidos grasos poliinsaturados en la piel y el tejido adiposo, el sol y la luz artificial producen demasiados químicos inflamatorios en esas zonas. Incluso sería aconsejable, solo en este caso, evitar el aceite de oliva, ya que contiene un 10% de grasas poliinsaturadas.
2. Consumir omega-3 marino, especialmente DHA. El marisco supone el mejor aporte. El pescado azul también forma parte necesaria de este protocolo para recuperar el callo solar.

3. Tomar mariscos, pues presentan otra ventaja: contienen un carotenoide muy especial en la lucha contra el estrés oxidativo producido por el sol en personas destruidas por la luz azul artificial y su mala alimentación. Estamos hablando de la astaxantina, nutriente muy interesante para construir el callo solar.

LA EXPOSICIÓN AL SOL

> Evitar el sol por temor al cáncer de piel es el equivalente de evitar el ejercicio por miedo a lesionarse.
>
> DOCTOR JACK KRUSE

Hay dos preguntas que nos formulan una y otra vez, casi a diario:

1. ¿Cuál es la dosis mínima efectiva diaria de sol?
2. ¿Cuál es la mejor hora para tomar el sol?

Debemos comprender primero que lo que ahora consideramos un hábito, un acto diario al que dedicamos un tiempo, era una realidad inquebrantable de la que no fue posible escapar durante miles de millones de años. Sabemos que buscas respuestas precisas. Antes de extendernos sobre la materia, respondemos a estas dos preguntas de manera rápida, a sabiendas de que probablemente te defraudemos:

1. Depende de cada persona.
2. No existe una hora mejor. La respuesta es: todo el tiempo que puedas.

No importa el día o la estación en la que te encuentres, cada momento desde el amanecer hasta el atardecer tiene unas características únicas que dependen del tipo de luz presente y del color de temperatura del cielo.

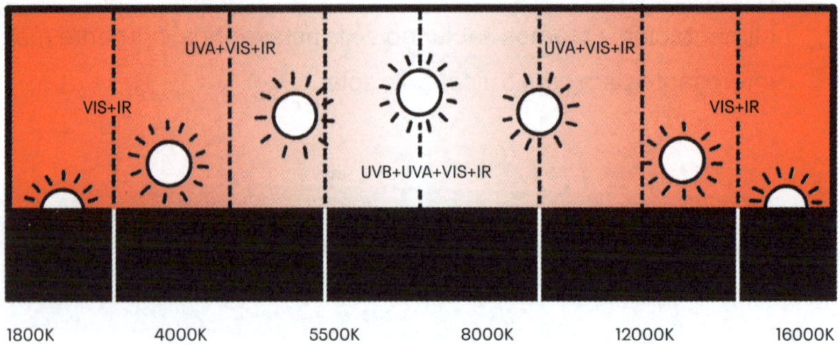

(Fuente: doctor Alexander Wunsch)

No por repetitivo debes subestimar el milagro que supone el paseo diario del sol a través del cielo bajo el que vives. Desde que sale hasta que se pone, a cada segundo, te ofrece un alimento único que debes atesorar:

EL AMANECER

Nos referimos al instante preciso en que el sol comienza a salir por el horizonte.

Predominan el infrarrojo y el rojo del sol, que te ofrecen una terapia de luz natural por la que mucha gente paga miles de euros. Quizá hayas visto unos dispositivos de luz roja e infrarroja o hayas oído hablar de los que se utilizan en los centros de fisioterapia o en la recuperación de deportistas de alto rendimiento —no son precisamente baratos—. Nosotros mismos disponemos de varios de ellos en nuestra casa y somos testigos de los enormes beneficios que nos aportan. Y, sin embargo, no son más que meros imitadores del espectro electromagnético del sol en el amanecer de cada día.

Esta mezcla precisa de infrarrojo, rojo y azul incide en el eje hipotálamo-pituitaria para regular la producción de hormonas, y así el cortisol y la pregnenolona se elevan de manera natural.

<table>
<tr>
<td>La luz infrarroja</td>
<td>• Aumenta la zona de exclusión del agua mitocondrial y celular (agua EZ). Esto significa que tus células gozarán de una mayor capacidad para realizar su trabajo.
• Es antiinflamatoria.
• Incrementa la producción de melatonina subcelular, el más poderoso antioxidante de que dispones.</td>
<td rowspan="2">Estos dos tipos de luz —infrarroja y roja— prepararán tu piel para la descarga de información que tendrá lugar al mediodía solar, cuando la luz UV alcance su pico máximo de irradiancia, evitando que te quemes (si has forjado tu callo solar).</td>
</tr>
<tr>
<td>La luz roja</td>
<td>• Aumenta la capacidad de producir ATP o energía celular de tus mitocondrias. Es medicina natural para ellas.
• Eleva la producción de agua mitocondrial.
• Mejora la resistencia a las lesiones.
• Minimiza el tiempo de recuperación de las lesiones.
• Resulta muy beneficiosa para la salud de la piel y de la tiroides.</td>
</tr>
<tr>
<td>La luz azul</td>
<td colspan="2">• Activa los programas genéticos cuando es recibida por la retina y transmitida al núcleo supraquiasmático del cerebro. De esta manera, tu cuerpo sabe que el día ha comenzado. Recibir esta cantidad precisa de fotones te permite entrenar los ritmos circadianos.
• Aumenta los niveles de leptina, hormona reguladora del metabolismo energético, secretada por el tejido adiposo y recogida e interpretada por el receptor del cerebro (en el hipotálamo). Depende fundamentalmente de que la piel y el tejido adiposo reciban la luz del amanecer, pues estos, entre otros órganos, presentan exactamente los mismos receptores de luz azul que el ojo, denominados «melanopsinas».</td>
</tr>
</table>

La pregnenolona es la hormona sexual maestra en hombres y mujeres. Se sintetiza en la membrana interna de las mitocondrias en respuesta a la luz del amanecer. Gracias a otras señales posteriores, se puede convertir en varias hormonas esteroideas, como el cortisol (la llamada «hormona del estrés», pero que en realidad desempeña otras muchas funciones importantes), estrógeno, progesterona, testosterona, etc. Para producir pregnenolona, la mitocondria necesita los siguientes ingredientes:

- Colesterol LDL. Ese que te han dicho que es malo, pero que resulta ser bueno y necesario.
- Hormona tiroidea activa (T3).
- Vitamina A.
- Luz de la mañana.

Las personas que viven estresadas son víctimas de lo que se conoce como «robo de pregnenolona». ¿Quién es el ladrón? En condiciones de estrés prolongado, gran parte de la pregnenolona se destina a la producción de cortisol, por lo que se agota la materia prima necesaria para producir las hormonas sexuales. El peaje que hay que pagar es demasiado caro y la primera consecuencia son los problemas relacionados con la infertilidad. La exposición al sol resulta clave para devolver las señales correctas.

Dos glándulas presentes en el cerebro trabajan de manera opuesta y equilibrada. Podríamos decir que la pituitaria sintetiza hormonas en respuesta a la luz brillante que incide en el ojo, y que la pineal sintetiza melatonina en ausencia de luz. Por esto, cobra mucho sentido el siguiente brindis:

¡Por días más brillantes y noches más oscuras!

Edison y su bombilla provocaron días perpetuos. Nueva York es la ciudad que nunca duerme, y París es la ciudad de la luz. Esto no debe disfrazarse de romanticismo o nostalgia, siendo el reflejo de una triste realidad que impide que nuestras células sean capaces de orquestar convenientemente sus procesos. La luz artificial nocturna, rica en azul, provoca la confusión de las glándulas pineal e hipófisis. La consecuencia es el cese de la secreción de melatonina nocturna, tan importante para la regulación de los ritmos circadianos, pero también la ruptura del ciclo del cortisol.

Así, recibir la luz del amanecer es crítico para sostener los procesos que deben tener lugar en el organismo, desde el entrenamiento de los ritmos circadianos hasta la regulación de todas las hormonas. Sin embargo, el sistema sanitario jamás te propondrá recibir el amanecer cada día de tu vida como solución a un panel hormonal alterado.

LAS PRIMERAS HORAS DEL DÍA

Cuando el Sol alcanza los diez grados sobre el horizonte, aparece la luz ultravioleta A (UVA). Los aminoácidos aromáticos de nuestros ojos capturan la luz UVA para sintetizar una serie de químicos muy importantes:

- Tirosina y fenilalanina, que producen dopamina, norepinefrina y hormonas tiroideas.
- Triptófano, que forma serotonina, la cual se convertirá en melatonina de noche. Por tanto, el antioxidante principal del organismo depende en primer lugar de que te expongas durante las horas de la mañana.
- Aminoácido histidina, que producirá histamina y ácido urocánico, necesarios para la correcta absorción de la luz UVB que aparecerá posteriormente, a lo largo de la mañana. El ácido urocánico es una crema solar natural y, además, gratis.
- Proopiomelanocortina (POMC), un químico muy especial que se puede «cortar» en moléculas más pequeñas bajo la presencia de luz UVA. Estas son la hormona ACTH, con efectos antiinflamatorios; la MSH u hormona estimulante de melanocitos, la cual pone morena tu piel, regula el apetito, la actividad sexual y la energía celular; las betaendorfinas, que estimulan los receptores de opiáceos en tu cerebro, por lo que actúan como analgésico natural y te hacen sentir bien, y la lipotropina, que regula el exceso de grasa en tu organismo

y evita su acumulación. El sol es alimento de la mejor calidad para tus células y regula los procesos biológicos de maneras que jamás nadie te había explicado.

La luz UVA protagoniza estas horas de la mañana y es responsable de más beneficios de los que acabamos de exponer:

- Señaliza la degradación de las hormonas sexuales y el cortisol si se encuentran en exceso, balanceando tu salud hormonal.
- Produce óxido nítrico, un vasodilatador natural que mantiene tus arterias en un estado óptimo. La falta de luz UVA produce hipertensión y enfermedad cardiovascular.

¿Cuándo hay que salir al sol? De momento, ya ves que las primeras horas de cada día de tu vida resultan vitales.

EL MEDIODÍA SOLAR

Una vez que el Sol alcanza los treinta grados sobre el horizonte, la luz ultravioleta B (UVB) hace acto de presencia. Dependiendo del lugar del planeta en el que vivas, de tu latitud, es posible que no se encuentre disponible todo el año. En Asturias, por ejemplo, no lo está durante buena parte del otoño y del invierno. A partir de febrero, retorna para proporcionarnos los beneficios que implica exponernos a esta luz. Siempre que hablamos de UVB, debemos destruir el mito que surgió a partir de estudios con luz artificial UVB sin la protección del espectro completo del sol e irradiando animales nocturnos. Y es que, por mucho que perduren los viejos dogmas, lejos de producir cáncer, la luz UVB nos protege de esta enfermedad.

En el año 2017, los doctores Stephen J. Merrill, Madhan Subramanian y Dianne E. Godar publicaron una investigación sobre los efectos de la radiación UVB en la formación de melanoma maligno cutáneo. Vieron con sorpresa que lo que sucedía era todo lo contrario. Cuanto menos sol, más cáncer. En su publicación, utilizaron palabras como «sorprendentemente» o «paradójicamente». Más vale tarde que nunca. Según los autores, cuanta menos luz UVB recibían los europeos y los americanos, más aumentaba la incidencia del melanoma, lo que indicaba que la luz UVB no es el principal agente en este tipo de cáncer y sí la relación existente con los bajos niveles de vitamina D_3 en la piel de los pacientes.

¿Qué quiere decir esto? Quiere decir que la radiación UVB es la principal responsable de la síntesis de vitamina D_3 humana y que de su deficiencia depende la aparición de la mayoría de los cánceres. Como es lógico, huir del sol da cáncer, ¡y nunca al revés! Los autores terminan reconociendo que sus descubrimientos explican por qué las cremas solares no protegen contra los melanomas. Malas noticias para los vendedores de cremas.

La Asociación Estadounidense de Osteopatía publicó un estudio, también en 2017, donde reconocía que casi mil millones de personas en todo el mundo pueden tener niveles deficientes o insuficientes de vitamina D debido a enfermedades crónicas y exposición solar inadecuada relacionada con el uso de protector solar. Y aquí está la clave de todo. El estudio encontró que el 95% de los adultos afroamericanos podrían tener deficiencia o insuficiencia de vitamina D. Uno de los autores, la doctora Kim Pfotenhauer, dijo que «la gente pasa menos tiempo al aire libre y, cuando lo hace, suele usar crema solar, lo que en esencia anula la posibilidad del cuerpo de producir vitamina D».

Debemos escuchar más a este tipo de profesionales. Esencialmente, cuando una persona se aleja del sol y confía en los intermediarios, tiene más probabilidad de padecer cualquier tipo de cáncer. El sol no da cáncer. De ser así, ¿cómo es posible que nuestra especie tuviera sus orígenes en África? ¿Cómo es posible la vida salvaje en este continente? La separación de la Madre Naturaleza es la causa principal. Los enemigos los hemos citado en el capítulo anterior. Tenemos demasiada literatura de nuestro lado como para que pase desapercibida.

En el mediodía solar es cuando están presentes todas las frecuencias que emanan del sol. ¿Qué significa esto? Es el momento de descargar información masiva.

La luz UVB:

- Es la responsable de la síntesis de vitamina D, reguladora de cientos de genes.
- Es indispensable para el buen funcionamiento del sistema inmune.
- Es anticáncer.
- Crea electrones libres dentro de las mitocondrias cuando irradia sobre el agua EZ. Por tanto, cumple una función antioxidante.

Ahora es el momento de explicarte algo que tiene que ver con la noción hasta mil veces repetida por nosotros de que todo tiene su momento debajo del sol. Todo se reduce a la siguiente frase:

La naturaleza lo tiene todo pensado.

La vitamina D y la melatonina dominan en diferentes estaciones. La vitamina D se eleva gradualmente desde la primavera hasta el comienzo del otoño, y es durante el invierno cuando alcanza sus mínimos. Con la melatonina sucede justo lo contrario. Su pico anual tiene lugar durante la estación fría para llevar a cabo el trabajo reparador a través de los dos programas que regula: autofagia y apoptosis. Frío y oscuridad han de ir de la mano, y no es casualidad que ambos eleven la melatonina. El frío también aumenta la producción de proopiomelanocortina (POMC). Cuando los días son largos y las noches más cortas, los ritmos circadianos se sincronizan con la luz solar. La oscuridad y el frío toman el relevo en invierno en muchas latitudes terrestres. El sol, por un lado, y el frío y la oscuridad, por el otro, terminan por producir respuestas celulares parecidas mediante diferentes mecanismos bien preservados en la biología evolutiva de la mayoría de las especies.

Y es aquí precisamente donde surge un problema para la mayoría de las personas que buscan el placer inmediato del eterno confort abusando de la calefacción y de la luz artificial durante el invierno. La obesidad y las enfermedades de la civilización se abren paso allá donde se cometen demasiados pecados contra la naturaleza. Ciertos mamíferos abusan de la fructosa para elevar su ácido úrico y promover el almacenamiento de grasa antes de la estación invernal. Por ejemplo, el oso se vuelve fisiológicamente «diabético» durante el otoño, mientras que con la exposición al frío y el ayuno del invierno durante la hibernación revierte su diabetes: la melatonina restaurará el flujo de los electrones en sus mitocondrias y recibirá la primavera listo para empezar un nuevo ciclo. El problema de la medicina moderna es que no contempla la evolución. Muchas enfermedades no son más que mecanismos adaptativos útiles a la vida en ciertas circunstancias. Hablaremos de la exposición al frío y de que, casualmente, es el mejor protocolo para revertir la diabetes. El ser humano no sabe cómo curar esta enfermedad porque desconoce la medicina evolutiva mitocondrial. Este libro te aporta todas las pistas que necesitas saber.

Sé consciente de los ciclos, intégralos en tu propio ser. No te quejes de las condiciones ambientales, pues, además de no servir para tu objetivo, es uno de los actos más mecánicos que existen. Y, así, aprovecha los días en los que brille la luz UVB en el cielo para asegurarte tus reservas de vitamina D, sin cremas ni gafas de sol que te aparten de tu meta. Tristemente, tanto en el colegio como en las universidades, se nos ha enseñado a reconocer las vitaminas por la enfermedad que provoca su deficiencia grave, y esto ha dado lugar a una falta de comprensión en lo que respecta al papel clave que desempeñan en nuestra biología. Uno de los ejemplos lo encontramos en la vitamina D: el mantra que se repite consiste en destacar su función en los huesos porque su deficiencia provoca raquitismo. Sin embargo, para comprender lo que sucede cuando se presentan deficiencias de vitamina D, vamos a enumerar algunas de sus funciones más importantes:

1. Es un antibiótico natural que estimula a los glóbulos blancos en la protección eficaz de intestinos y pulmones, ayudando a prevenir enfermedades autoinmunes y respiratorias. El doctor Hector DeLuca mostró que ciertos productos de la actividad solar y de la vitamina D combaten de manera activa la esclerosis múltiple y la encefalitis autoinmune.
2. Influye en una proteína llamada «renina», implicada en la regulación de la tensión. Por tanto, gracias a la vitamina D que generan, los UVB son también un antídoto contra la hipertensión, al igual que los rayos UVA son necesarios para tener una presión arterial óptima.
3. Protege los riñones de altos niveles de ácido úrico provenientes del consumo elevado de fructosa. Esto viene a reforzar la teoría de que cuando alguien se expone al sol puede comer más frutas y más azúcares sin recibir daño alguno, pero también significa que para quien vive en latitudes altas no resultará saludable tomar fruta durante el invierno; mucho peor sus zumos. Por eso, este tipo de alimentos no crecen en invierno en latitudes altas. La naturaleza tiene todas las respuestas.
4. Promueve la salud hormonal y del tejido adiposo en niveles por encima de 50 ng/ml, lo que indica que los procesos metabólicos funcionan a la perfección. Podemos afirmar que la vitamina D te permite un buen acceso a tus reservas de grasa.
5. Aumenta la longitud de los telómeros. Cuando estos se acortan, envejecemos rápido. Sabemos que la vitamina D ayuda a regular el uso de las células madre; es decir, cuanta más vitamina D, más longevidad o, lo que es lo mismo, cuanta más radiación UVB procedente del sol, más longevidad.
6. Eleva el HDL-C un 10-30% el primer año. Sabemos que el colesterol HDL por encima de 50 mg/dl es un síntoma de buena salud metabólica. Esto nadie lo duda.
7. Aumenta el rendimiento deportivo.

Para terminar con el asunto de esta hormona esteroide, debemos recordar que la capacidad para producir vitamina D a partir de la luz del sol y del colesterol decrece a medida que envejecemos. A los sesenta años, una persona sintetiza aproximadamente un 400% menos de vitamina D que cuando tenía veinte. No obstante, esta pérdida de capacidad podría reducirse poniendo los relojes celulares en hora: conectándose a la naturaleza. Lo cierto es que, a medida que envejecemos, se torna crítica la exposición correcta al sol. Si aún no has forjado tu callo solar y su radiación te causa daño, deberías prestar atención a la parte en la que te contamos cómo construirlo. Tu salud depende de ello.

EL ATARDECER

Las frecuencias solares desaparecen en el mismo orden en que han aparecido. Tras el mediodía solar, la primera que deja de irradiar es la luz UVB; después, la UVA. La azul decae progresivamente hasta que la luz infrarroja y roja dominan en el momento del ocaso.

Los seres vivos que forman parte de ti interpretan de forma precisa la pérdida de brillo y la presencia de menos fotones en el rango del azul. A modo de manual grabado en los genes a lo largo de eones, las células comienzan a anticiparse al importante momento repetido en ciclos de veinticuatro horas: la oscuridad de la noche. Si no interrumpes la corriente natural de los hechos encendiendo la luz de casa, el programa diurno da paso al programa nocturno de reparación y mantenimiento. Ya hemos dicho que la interrupción de estos procesos es la primera causa de las enfermedades de la civilización. La gente que se pregunta si se puede recuperar el sueño perdido no comprende lo suficiente la magnitud del problema. Si has hecho bien tu trabajo durante el día, la melatonina alcanzará sus máximos niveles en el plasma sanguíneo hacia las tres o las cuatro de la madrugada para llevar a cabo los dos programas vitales de los que estamos hablando: autofagia y apoptosis.

Esto debería ayudarte a esclarecer la importancia de la oscuridad y del sueño. De igual manera que no tiene sentido engañar a alguien que te pregunta la hora por la calle porque teme perder el tren, es una temeridad engañar a tus células sobre el momento exacto del día en el que se encuentran.

Todo lo que te estamos contando está destinado a que tus células sean capaces de sincronizarse en todo momento con el medioambiente en el que viven. De esta manera, ganarás tiempo extra en tu paso por la vida, que disfrutarás, además, con salud. La llegada del atardecer también resulta crucial. No es necesario ver cómo el sol se oculta por el horizonte, pero sí estar fuera, mirando al cielo y contemplando sus colores, que resonarán musicalmente en tu ADN. Al igual que en el amanecer, es una nueva ocasión para darse un baño de luz infrarroja y luz roja, una última oportunidad para sintetizar melatonina subcelular diurna antes de la secreción circadiana de la melatonina pineal que vendrá con la oscuridad total.

Cuando el sol se va, la cocina se cierra. La luz no natural no debe alejarte de la Tierra Prometida. Has comprendido ya que la salud no es cuestión de buena o mala suerte, sino de esa serie de pecados continuos en contra de tu naturaleza. Treinta segundos de exposición a la luz de la nevera podrían detener tu síntesis de melatonina durante dos horas. La nevera no debería tener luz, ya que solo hay que comer cuando el sol se encuentra en lo alto. Nosotros mismos acabamos por inutilizarla para ser aún más conscientes del momento del día en el que estamos. Esta es la magnitud de lo que te estamos contando. No debes renunciar por completo a tus costumbres, solo a aquellas que impiden tu crecimiento personal y que tienen la capacidad de enfermarte. Comprendemos que tu vida probablemente se desarrolle en un ambiente de luz artificial. Al final del capítulo, te daremos trucos, armas con las que luchar contra los enemigos del diseño humano. Lejos de lo que puedas pensar, comenzar a implantar los hábitos de los que hablamos te proporcionará un bienestar esperanzador.

PONERSE A TIERRA: *GROUNDING O EARTHING*

El ser humano es la única especie en 3.600 millones de años que utiliza calzado. ¿Qué te sugiere esta información? Podría ser anecdótico si no fuera porque las suelas sintéticas nos enferman de una manera que jamás habríamos sospechado. Durante nuestra evolución, es probable que supusiese una ventaja el hecho de cubrir puntualmente los pies con pieles y materiales orgánicos, ya que estos no interfieren en nuestros procesos bioquímicos. Tampoco lo hacen los mocasines, por ejemplo. Sin embargo, nuestro cuerpo está diseñado para pisar la superficie de la tierra sin zapatos, pues la planta de los pies está llena de sensores. De acuerdo con el doctor William Rossi, podólogo e historiador de la industria del calzado, existen cerca de ocho mil cuatrocientas terminaciones nerviosas por centímetro cuadrado en nuestra superficie plantar, un número muy elevado en comparación con otras partes del cuerpo. Tanto es así que, según la ciencia, los niños que caminan descalzos estimulan su cerebro hasta el punto de alcanzar un desarrollo mayor. El diseño humano incluye en las plantas de los pies glándulas sudoríparas que permiten una cosecha mejor de cierta sustancia vital que nos proporciona el planeta Tierra. ¿De qué sustancia estamos hablando?

Nos referimos a los electrones. La recolección consciente de estas partículas subatómicas portadoras de la carga negativa es un objetivo útil tanto para recuperar la salud como para conservarla. Atesoramos todo lo que nos aporta electrones y nos protegemos de todo aquello que, o bien nos los roba, o bien nos impide recolectarlos. Esto es sumamente importante. Ya sabes que la comida nos proporciona los electrones que necesitamos para generar energía en las mitocondrias, y la grasa y los cuerpos cetónicos son la mayor fuente de ellos. Seguro que has oído hablar de los adaptógenos —como la *ashwagandha*, la maca, el ginseng siberiano o la rodiola— y de su habilidad para provocar bienestar general. ¿Acaso son mágicos? Lo cierto es que proveen electrones a un sistema agotado. La superficie de la Tierra es la fuente de electrones más grande y de más fácil acceso para las especies vivas, tan solo tienes que descalzarte. Los protocolos detox que inundan la publicidad son propaganda. También conoces el mejor detox:

> Caminar sin zapatos al aire libre (si hace sol y llevas poca ropa o ninguna, mejor).

Los geofísicos sostienen que este banco de energía ilimitada se repone gracias a los cinco mil rayos por minuto que caen constantemente sobre la superficie de la Tierra cargándola de electrones que, cuando pisamos descalzos, pasan a nuestro cuerpo directamente para igualar nuestro potencial eléctrico al del planeta. La carga eléctrica y el magnetismo terrestre cambian de forma gradual con la posición del Sol e influyeron en nuestra biología circadiana. No cometas el error de subestimar lo que te estamos contando o tacharlo de pseudociencia. Al igual que los hogares deben disponer de una toma de tierra que proteja los dispositivos electrónicos, deberíamos hacer lo mismo con nuestro cuerpo. El médico receta pastillas, nunca *grounding*. Esto hace que mucha gente piense que la recolección de electrones no tiene efectos sobre la salud, pero la literatura científica afirma lo contrario. Antes de enumerar los beneficios demostrados a través de estudios realizados en seres humanos, destacamos uno sobre el resto.

Los electrones que recogemos de la Tierra aumentan el potencial zeta de los glóbulos rojos impidiendo la formación rouleaux (apilamiento, cual fichas de casino, de los glóbulos rojos), y aumentando el flujo sanguíneo y la entrega de oxígeno a las mitocondrias. Es decir, el también llamado *earthing* es el antídoto perfecto a los peligros de un mundo moderno infectado por energía microondas artificial (teléfonos móviles, 5G, wifi) y demás tipos de electropolución. Las frecuencias electromagnéticas artificiales te roban tres sustancias vitales:

1. Electrones.
2. Oxígeno.
3. Agua (deshidratan).

¿Todo esto simplemente por ir sin zapatos al aire libre? Así es. Si hace cinco años nos hubieran dicho que caminar descalzos es una de las mejores cosas que podemos hacer por nuestra salud, jamás lo habríamos creído. ¿Es posible que el calzado moderno sea uno de los peores inventos de la humanidad? No nos cabe duda. Hemos perdido el arte de sentir nuestro cuerpo. Te proponemos que salgas a pisar la hierba sin zapatos y compruebes, de manera instantánea, el bienestar que produce. Un simple paseo por cualquier camino o calle puede aliviar un dolor de cabeza. El placer de las pequeñas cosas, de recibir la información correcta para alejar la enfermedad.

Algunas civilizaciones, lejos de la influencia de Occidente, poseen una mejor comprensión del poder curativo y preventivo de la naturaleza. Hemos leído que los indios americanos tenían por costumbre combatir la enfermedad cavando un agujero en la tierra y enterrándose hasta el cuello. Probablemente desconocieran que estaban recolectando los electrones que ayudan a rebajar la inflamación, pero disponían de la humildad y sabiduría necesarias para sentir su cuerpo y reconocer el beneficio. En la mitología griega, Hércules se encuentra con el gigante Anteo en una lucha a muerte. Tras percatarse de que siempre que tocaba la tierra recuperaba el vigor, lo separa de ella en un abrazo mortal con el que consigue matarlo. El poder de Anteo se encuentra al alcance de cualquiera que se conecte a la Madre Naturaleza.

Clinton Ober fue un pionero de la televisión por cable en Estados Unidos en la década de los noventa. Fue en ese tiempo cuando revolucionó la manera en la que nuestra civilización piensa acerca del *grounding*. Tras una grave enfermedad y envuelto en una búsqueda personal, sus observaciones y su perseverancia terminaron con la publicación de una notable serie de estudios científicos en seres humanos que pusieron de relevancia el poder de la conexión con la tierra. Ante la incredulidad inicial de todos los científicos y médicos con los que contactó, los hechos terminaron por darle la razón.

Gracias a su trabajo, hoy en día cada vez más profesionales de la salud recetan el *earthing* como tratamiento efectivo contra múltiples enfermedades. Clinton Ober diseñó numerosos inventos para conectarse a la tierra mientras se duerme o se trabaja en la oficina (fundas de colchón, sábanas, alfombrillas de ratón, esterillas). Son precisamente estos dispositivos los que se utilizaron en los primeros estudios (convenientemente revisados por pares) que se realizaron en las décadas de los noventa y 2000. Entre los beneficios adjudicados al *earthing* que se han descrito en la literatura científica, encontramos los siguientes:

- Protección frente a las frecuencias electromagnéticas artificiales, muy dañinas para nuestras células, gracias al efecto paraguas que surge como resultado de la conexión a la tierra.
- Disminución de la inflamación en cualquier parte del cuerpo.
- Eliminación o disminución del dolor crónico.
- Regulación de los niveles de cortisol en personas que lo tienen alterado.
- Entrenamiento de los ritmos circadianos, lo que demuestra que la conexión con la tierra funciona como Zeitgeber.
- Mejora del sueño.
- Disminución de los síntomas menstruales.
- Reducción o eliminación del *jet lag*.
- Aceleración de los procesos curativos.
- Prevención de las úlceras.
- Alivio de las tensiones musculares, los dolores de cabeza y las migrañas.
- Mejora del flujo sanguíneo, por lo que protege de la hipertensión. Nosotros mismos hemos sido testigos de la rapidez con la que regula la presión arterial.
- Aumento de los niveles de energía.

- Aceleración de la recuperación tras un ejercicio intenso. Esto se ha comprobado incluso en ciclistas del Tour de Francia.

Si pudiera patentarse como medicamento, sería sin duda uno de los más rentables de la historia. En cambio, la práctica del *grounding* es gratis, y esto no gusta a la *big pharma,* que trata de que se vea como una nueva moda estilo *new age*. Curioso que para los defensores de los viejos dogmas todo lo natural y evolutivo sea una nueva moda.

Esta es la importancia del trabajo de Clinton Ober y de personas como Martin Zucker, el doctor Stephen Sinatra (cardiólogo y autor de numerosas publicaciones), el ingeniero eléctrico Roger Applewhite (quien confirmó el efecto paraguas del *grounding* descrito por el Premio Nobel Richard Feynman en una de sus famosas conferencias) o el doctor Gaetan Chevalier, entre otros: respaldar la práctica del *grounding* a través de la ciencia en seres humanos.

Conectarse a la tierra, de manera literal, está en nuestro segundo lugar de importancia tras la exposición a la radiación solar. La vida es resonancia, y se puede resonar con frecuencias artificiales o con aquellas que resultan vivificadoras. Tu destino es tuyo.

¿QUÉ LUGARES Y SUPERFICIES NOS SIRVEN PARA RECOLECTAR ELECTRONES?

- Playa. Sumergir parte del cuerpo en el mar lleno de minerales, aunque sean los pies, aumenta el efecto.
- Hierba.
- Tierra.
- Hormigón y asfalto. Mucha gente se sorprende de que este tipo de superficies nos aporten electrones. La recolecta aumenta si tienes los pies mojados.

- La bañera. Llenarla de sales minerales aumenta el efecto deseado. El motivo es que las tuberías están conectadas a la tierra, por lo que, si tocas el telefonillo o el cable de la ducha, aún recoges más electrones.
- Dispositivos que te conectan a tierra en tu propia casa. Los hemos citado antes.

Un mínimo de treinta minutos al día sería estrictamente necesario. Ten en cuenta que lo que antes era norma ahora se ha convertido en excepción. Hemos constatado que la mayor parte de la gente no se conecta a la tierra ni un solo segundo de sus días (exceptuando el momento de la ducha que, casualmente, tan bien nos hace sentir), por lo que se pierde el enorme beneficio que esta práctica implica.

¿QUÉ SUPERFICIES NO SIRVEN PARA HACER *GROUNDING*?

- La madera no es conductora, por lo que abrazar árboles, pese a sus posibilidades terapéuticas, no sirve para este efecto en concreto. En general, cualquier superficie de madera te aísla de la tierra.
- Los suelos sintéticos. Los hogares deben estar protegidos y con buena toma de tierra para evitar que nos electrocutemos. Por tanto, la vida en interiores es aislante, aunque no lleves zapatos en casa.
- El calzado moderno con suelas de plástico, goma, silicona, etc.

Si tienes dudas, un simple (y barato) voltímetro puede servirte para saber si estás haciendo *grounding* o no. En internet hay vídeos que muestran cómo puedes utilizarlo para salir de dudas. Eso sí, no te recomendamos practicarlo en plena naturaleza un día de tormenta abrazado a un árbol para alinear tus chakras.

EL ALIMENTO

Las especies vivas poseen un instinto que las dirige hacia la búsqueda del alimento que necesitan. Nosotros hemos perdido esa capacidad. No necesitamos perseguirlo, tan solo elegirlo en una estantería o algún expositor. Esclavos de la propaganda, nos dejamos seducir por las luces brillantes y el engaño de quienes quieren llenarse los bolsillos a expensas de nuestra salud. En palabras muy simples:

Hemos perdido la habilidad de distinguir un alimento real de un comestible.

Como dice el doctor Jack Kruse, «debemos comer para satisfacer las necesidades celulares, y no las opiniones del día». Confundidas, las personas ya no saben cuáles son los alimentos que favorecen la salud. Casi un siglo de propaganda ha situado en el consciente y en el subconsciente de la población los vegetales y las frutas en la cima de los alimentos que más nutren. Sin embargo, desprovistos de proteínas, grasas esenciales y vitaminas liposolubles, sus cualidades palidecen respecto a los realmente nutritivos. De igual manera, el ciudadano promedio piensa que los cereales y las legumbres, comestibles cargados de antinutrientes, deben ser la base de la alimentación. El engaño ha llegado a tal punto que la gente cree que se alimenta cuando desayuna cereales azucarados industriales empaquetados en un plástico dentro de una caja, cuando en realidad está destruyendo su organismo.

No solo las instituciones financiadas por grandes corporaciones nos han estafado promoviendo su pirámide nutricional, sino que han demonizado los alimentos reales hasta el punto de utilizar argumentos falsos para hacernos creer que producen cáncer o enfermedades cardiovasculares. Las enfermedades modernas, algunas de las cuales hasta el siglo XX resultaban anecdóticas y otras desconocidas, no pueden ser causadas por alimentos antiguos, los mismos alimentos que condujeron al ser humano a dominar la tierra por encima de las demás especies.

A finales del 2018, un estudio de la Universidad de Carolina del Norte reflejó un dato demoledor: «Tan solo el 12,2% de los adultos americanos están metabólicamente sanos». Los autores coinciden en que en el resto del mundo la cosa no mejora. Esto es lo mismo que decir que casi el 90% de los adultos tienen problemas metabólicos. ¿Cómo es esto posible? ¿Acaso la naturaleza favorece la enfermedad y va en contra de nuestro diseño, o es el ser humano quien va en contra de sí mismo, modificando el ambiente al que las células están expuestas? Basta un poco de lógica para reconocer que se trata de lo segundo. El daño que nos han hecho las instituciones mafiosas se produce a través de un triple ataque:

1. Demonizar los alimentos que nos nutren, como la carne y las grasas saturadas.
2. Poner el foco de la nutrición en frutas y verduras, alimentos que a lo sumo deberían formar parte como acompañamiento o como decoración del plato. Esto proporcionó una falsa sensación de seguridad al hacer creer a mucha gente que una manzana al día mantiene al médico en la lejanía, lo cual no es más que una pobre traducción del inglés de una mentira que nada tiene que ver con la salud.
3. Introducir los peligrosos antinutrientes en la base de la pirámide alimentaria. Se piensa que los cereales y las legumbres son alimentos naturales porque crecen en la tierra. Esta definición no debe servirte para distinguir lo que puede comerse de lo que no, ya que no todo lo que crece en la tierra de forma natural es comestible.

Ante este panorama, la alimentación verdadera es el tercero de los pilares de la reancestralización, después de la exposición al sol y el *grounding*. Pero ¿qué alimentos podemos comer? Lo definimos de la manera más clara posible. Te conviene anotarlo para que nunca lo olvides:

El alimento es aquel comestible que crece bajo la misma luz del sol que baña tu piel y tus ojos.

De esta afirmación sacamos varias conclusiones:

1. Las frutas y verduras de invernadero son simples comestibles, nunca un alimento real. Como explicamos en el capítulo 3, crecen bajo luz artificial: la radiación solar filtrada por plásticos de diferentes tipos.
2. Una persona no está capacitada para absorber todos los nutrientes procedentes de un alimento real si su ambiente de luz principal es el artificial y no la luz natural del sol. Esto aplica de manera especial a los carbohidratos.
3. Los alimentos que crecen bajo una determinada latitud resultan eficaces tan solo a aquellas personas que vivan en ese entorno.
4. Al final todo se reduce al sentido común. ¿Qué hay que comer? Aquellos alimentos naturales, estacionales y locales que crecen a tu alrededor cuando te conectas a la naturaleza.

Lo creas o no, podemos defender a través de la biología, de la bioquímica y de la física cada uno de los argumentos que te hemos dado. De hecho, los encontrarás desarrollados en nuestro blog punto por punto, mecanismo por mecanismo. Es preciso que te recordemos en este instante que el objetivo de este libro no es convencerte de lo que debes comer, sino provocar un cambio en tu manera de pensar, despertar tu curiosidad para que investigues por tu cuenta y llegues a tus propias conclusiones. Además, tenemos más de medio millar de páginas escritas en dos libros acerca de la dieta más efectiva para nuestra especie y los beneficios de las grasas saturadas, y argumentamos a través de la ciencia todo lo que te estamos contando en este punto.

Teniendo en cuenta que lo hemos refrendado mil veces, permítenos unas dosis de realidad que transmitimos sin ninguna sombra de duda sobre su veracidad:

- La carne roja y la carne procesada no producen cáncer. No solo eso, no hay ni un solo estudio en toda la historia de la literatura que lo haya probado. Existen intentos absurdos mediante el uso de la epidemiología nutricional, tachada por la propia *Journal of Clinical Epidemiology* como una pseudociencia dañina, para asociar el consumo de carne roja y procesada con el cáncer. La clave reside en la palabra «asociar». Se hacen encuestas telefónicas u online a la gente para preguntar cuánta carne al día comieron tal o cual año (deseamos suerte a cualquiera que trate de responder con precisión a esa pregunta) y al cabo de los años se constata quién padeció algún tipo de cáncer entre los encuestados. Después se manipulan los datos a través de estadísticas para que parezca que existe algún tipo de asociación. Hay que tener en cuenta varias cuestiones. La primera tiene que ver con el hecho de que quienes frecuentan establecimientos de comida rápida, por ejemplo, consumen más carne. Sin embargo, ¿es la carne de la hamburguesa lo que les perjudica o son las patatas fritas en aceites vegetales, el pan con harinas refinadas, el helado azucarado del postre o el refresco con que acompañan todo? ¿Por qué no se diseñan estudios epidemiológicos relacionados con el consumo de pan o patatas fritas? ¿Por qué no se pregunta por el consumo de estos comestibles dañinos a los encuestados que tuvieron cáncer, y sí los gramos de carne al día que recuerdan haber comido? Además, nadie tiene en cuenta lo que se conoce como *healthy user bias*, el 'sesgo del usuario saludable'. Esto significa que cuando una persona decide cuidarse tiende a no beber ni fumar, a hacer ejercicio y a dejar de comer hamburguesas en las cadenas de moda y productos procesados; además, creyendo los dogmas, comienza a comer más frutas y verduras. ¿Son estos alimentos los responsables de su mejoría, como nos quieren hacer creer los responsables de estos estudios, o es el cambio de estilo de vida? Esto es lo que significa *healthy user bias*. En resumidas cuentas, ni un solo estudio ha demostrado jamás que la carne roja, el beicon y los embutidos produzcan cáncer. La causa del cáncer está en otro lado. El capítulo de los enemigos de la civilización te cuenta todo lo que debes conocer. Por si fuera poco, también existen estudios epidemiológicos que muestran que el consumo de carne está relacionado con una salud mejor y más longevidad. Sinceramente, la epidemiología nutricional no sirve para sacar conclusiones. Los defensores de los dogmas tienen dificultades para comprender que Hong Kong sea el lugar del planeta con mayor longevidad hoy en día, con 85,29 años de esperanza de vida, a la par que presenta un consumo de carne por cabeza astronómico: nada más y nada menos que ¡¡¡664 gramos por día!!! Sinceramente, comer más de medio kilo de carne al día de media resulta especialmente complicado.

- El colesterol no causa enfermedades vasculares. Al igual que sucede con el asunto de la carne, todo lo que existe contra el colesterol es manipulación de datos. Hoy sabemos que el colesterol alto, por encima de 200 mg/dl, protege nuestras células. Según el ingeniero de programación superior Dave Feldman, probablemente uno de los mayores expertos del mundo en materia de colesterol, los datos de la Encuesta Nacional de Examen de Salud y Nutrición estadounidense (NHANES, por sus siglas en inglés) muestran que ninguna persona con el colesterol por debajo de 200 a sus ochenta y cinco años llegó a los cien años. Todas las personas centenarias presentaban niveles por encima de 200 e incluso de 300 mg/dl a esa edad. Hemos escrito abundantemente sobre el gran mito que rodea al colesterol, y hemos destruido todos y cada uno de los argumentos del dogma.
- Las grasas saturadas no producen enfermedades cardiovasculares ni ningún otro perjuicio. Al contrario, constituyen la base de nuestro sustento energético al aportar más electrones a nuestro cuerpo que ninguna otra comida natural. Están cargadas de vitaminas liposolubles y tienen propiedades antiinflamatorias y anticancerígenas. Además, protegen los intestinos y resultan fundamentales para prevenir las enfermedades neurodegenerativas. Se las ha culpado de elevar los niveles de colesterol. Hemos escrito un libro, *La guía del bulletproof coffee,* con casi un centenar de publicaciones científicas que demuestran lo que te estamos contando aquí.

Hemos oído que los mares están contaminados y que comer pescados y mariscos no es una buena idea, y también que la carne está hormonada y llena de antibióticos. Tenemos que decirte que, si esto resultara perjudicial de algún modo para la salud, la alternativa es mucho peor: los cereales, las legumbres, las frutas y las verduras crecen en suelos desprovistos de nutrientes, llenos de pesticidas, herbicidas, fertilizantes y, además de presentar demasiados antinutrientes, contienen más hormonas que la carne hormonada (los estrógenos de la soja, por ejemplo), grasas que no son óptimas, vitaminas menos biodisponibles y un pobre perfil de aminoácidos. En la práctica clínica, hemos visto a cientos de personas revertir sus problemas solo con dieta carnívora. Como siempre, te animamos a que no nos creas y a que compruebes siempre las cosas para formarte una opinión propia.

¿QUÉ DEBEMOS COMER?

Debemos priorizar los alimentos más densos en nutrientes: mariscos, pescados, carnes con sus vísceras y huevos.

Estos son, probablemente por este orden particular, los alimentos más nutritivos para cualquier ser humano no lactante. ¿Por qué priorizar grasas y proteínas animales?

1. Presentan todos los nutrientes esenciales, condicionalmente esenciales y útiles para nuestras células.
2. No contienen antinutrientes.
3. Su densidad nutricional es muy superior a la de cualquier otro alimento.

Recuerda que comes para satisfacer las necesidades de tus células y no las opiniones del día. Philip K. Dick definió inteligentemente la realidad como «aquello que, cuando dejas de creer en ello, sigue estando allí». Priorizar no significa excluir lo que no priorizas. Cuando estos alimentos constituyen la base de tu alimentación, respetas tus ritmos circadianos, te expones al sol de la manera correcta y pisas la tierra sin zapatos, tus mitocondrias disponen del suficiente poder, de las suficientes herramientas, como para evitar que acumules toxinas. Ya te lo hemos dicho: redox antes que detox.

Ahora debes hacerte una pregunta: ¿Decido basar mi alimentación en grasas y proteínas animales densas en nutrientes o, por el contrario, prefiero comer según la base de la pirámide alimentaria, cargada de antinutrientes y pobre en todo aquello que un ser humano necesita? De acuerdo, hemos orientado la pregunta a favor de nuestros argumentos. Esperamos al menos haber sembrado la duda.

Los mariscos y pescados

René Quinton fue un biólogo y fisiólogo francés, además de un humanista entusiasta. A finales del siglo XIX y principios del XX, descubrió que el agua de mar presentaba una composición similar a la del plasma sanguíneo. Su principal premisa fue que contenía los elementos de la tabla periódica presentes en el cuerpo humano en una proporción aproximada a la de nuestro líquido vital. Para que comprendas que no le faltaba razón, te vamos a contar una historia de perros.

> En 1897, Sodium, como se llamaba el amigo de cuatro patas, dio con sus huesos en el laboratorio del Profesor Marey en el Collège de France. Allí llevaron a cabo con él un, *a priori,* tenebroso experimento en el que lo desangraron totalmente por la arteria femoral, a un paso de la muerte. Después, durante once minutos le inyectaron agua de mar debidamente filtrada. El reflejo corneal apareció de nuevo, el perro volvió en sí, se levantó y, al día siguiente, caminó perfectamente por todo el laboratorio. Sodium moriría cinco años más tarde, atropellado por un tranvía.

¿Qué significa esto? El perro fue desangrado hasta el borde de la muerte. El agua de mar hizo el milagro de devolverlo a la vida: la teoría de Quinton era correcta. En efecto, la comida marina y el agua de mar debidamente tratada son un alimento excepcional para el ser humano. Ricos en minerales y cocinados con agua de mar, los mariscos aportan, probablemente, la mayor densidad de nutrientes presente en un alimento real:

- Minerales, especialmente zinc, selenio, hierro y yodo. Precisamente el yodo, junto con la hormona tiroidea que ayuda a producir, es el mejor antídoto contra la oxidación de los lípidos, muy por encima del potencial antioxidante de las vitaminas C y E. Por ello, el cerebro humano, cargado de omegas 3 y 6, debe protegerse con comida marina. El zinc, como hemos visto, es fundamental para el sistema inmune y no encuentra en el marisco ningún antinutriente que impida su absorción. El selenio es fundamental para la detoxificación de metales pesados, como el mercurio y el cadmio. A diferencia de los cereales las legumbres, los mariscos y los pescados contienen su propio antídoto.
- Proteína de la máxima calidad y biodisponibilidad.
- Absolutamente todas las vitaminas que un ser humano necesita, incluida una buena dosis de vitamina C.
- Los mariscos contienen dosis precisas de DHA, el omega-3 que provocó la explosión de la vida en el Cámbrico.

No solo eso, la relación omega-3:omega-6 no puede igualarse en ningún otro alimento. Esto es precisamente una de las causas que provoca, en algunos casos, una rápida restauración de la salud en las personas que comienzan a seguir una dieta carnívora:

- 60:1 en crustáceos como el centollo o las nécoras. Esto es realmente excepcional.

- 29:1 en el bacalao de aguas frías.
- 25:1 en el bonito y los mejillones.

Ostras, mejillones, pulpo, calamares, almejas, navajas, caballas, sardinas, salmón salvaje, etc. Todos estos alimentos son esenciales para el ser humano.

El DHA, un ácido graso omega-3, es una sustancia que podemos considerar sagrada. Como hemos dicho, apareció en la Tierra gracias al poder del sol sobre algas y plantas. Estos organismos fotosintéticos llenaron la atmósfera de oxígeno en un trabajo de paciencia infinita que duró varias eras. El DHA es una molécula de veintidós carbonos que ciertos organismos acuáticos sintetizaron añadiendo átomos de oxígeno a moléculas predecesoras. Gracias al sol y a la fotosíntesis, la atmósfera terrestre pasó de una concentración de oxígeno prácticamente nula a superar el 30% del total de los elementos. Solo así se pudo crear el DHA necesario para recolectar más información del sol y dar lugar al primer cerebro sobre la Tierra.

La clave de esta grasa omega-3 reside en la nube de electrones pi sobre la que actúan los rayos solares para dictar el destino de tu ADN modificando tu epigenética. El efecto fotoeléctrico, que le valió a Albert Einstein su Premio Nobel de 1922, es la explicación a este fenómeno. Los electrones emiten información. Por este motivo, debes recolectar electrones efectivamente. El DHA está cargado de estas partículas con carga negativa, capaces de llevar a cabo el efecto túnel (fenómeno cuántico) necesario para el desarrollo y funcionamiento del cerebro, de la retina y del sistema nervioso. Ninguna otra molécula lo ha conseguido en la historia. Comer mariscos y pescados es una sabia decisión.

Las recomendaciones oficiales hablan de limitar el consumo de pescado y marisco por su posible contenido en metales pesados. Si tu salud es buena, esto no tiene sentido. Si tus mitocondrias no aportan la energía suficiente para que tus células puedan llevar a cabo las labores de detoxificación, es probable que acumules toxinas, entre las que se encuentran los metales pesados. Si así fuera, deberías limitar el consumo de peces y mariscos grandes hasta que restituyas el poder de tus baterías. ¿Cómo?

- Sol.
- *Grounding*.
- Alimentación cetogénica, rica en grasas y proteínas animales.
- Evitar los enemigos de la civilización que señalamos en el capítulo anterior.

Carnes con sus vísceras

El consumo de animales desde el morro hasta la cola aporta todo lo que tus células necesitan:

- La calidad de la proteína no es superada por ningún otro alimento.
- Las grasas, mayormente saturadas y monoinsaturadas, son una fuente de salud y energía (que siempre van de la mano). Lo explicaremos más adelante.
- Contienen todas las vitaminas y todos los minerales que necesitas.
- No contienen antinutrientes que impidan la absorción de nada esencial, como bien sabes.

1. La proteína animal es la más biodisponible. Los nueve aminoácidos esenciales están presentes en las cantidades que necesitamos para promover una señalización precisa, de las que carece la proteína vegetal. Además, existen otros aminoácidos que, como ya hemos dicho, aunque nuestro organismo pueda fabricarlos a partir de los esenciales, se tornan indispensables en ciertos momentos, como durante los primeros y los últimos años de vida o cuando enfermamos. Estos son la glicina y la cisteína. El primero se encuentra de manera abundante en el tuétano de los huesos y en el caldo que hacemos con ellos. El segundo, el más escaso de los aminoácidos en la naturaleza, está muy presente en la carne de cerdo, la carne de res y en los embutidos, y en menor medida en el atún y el pollo.

La glicina y cisteína se encuentran en baja concentración en la proteína de las plantas, al igual que alguno de los aminoácidos esenciales, dependiendo del alimento o comestible. Las plantas también cuentan con antinutrientes que impiden la absorción de la proteína, como los taninos, los inhibidores de proteasas, el ácido fítico, las lectinas y las saponinas. Es importante que tengas esto en cuenta, ya que muchas personas, al investigar el contenido de los diferentes nutrientes en tal o cual alimento, no estudian la presencia de factores antinutricionales que impiden su completa absorción. Con la carne no existen estos problemas.

2. La grasa animal es la que un ser humano necesita priorizar. Estamos de acuerdo en que algunos aceites, como el de coco y el de oliva, son muy saludables. Sin embargo, la grasa animal es fundamental para nuestro crecimiento y funcionamiento. Las tribus cazadoras-recolectoras valoraban dos cosas por encima de todo, la grasa y las vísceras. Así lo hacen las que aún existen hoy en día con sus hábitos ancestrales, lejos del proceder de Occidente. *The fat of the land* ('la grasa de la tierra') es un libro escrito por el famoso explorador del Ártico Vilhjalmur Stefansson en el que dice:

> El barco que se supone que debería venir a por mí no apareció y tuve que convertirme en un huésped de los esquimales. Durante cuatro meses y medio viví exclusivamente de pescado, grasa de oso polar y agua. Al final de ese tiempo, estaba más saludable que en toda mi vida.

Esto sucedió en el año 1913 durante una de sus duras expediciones. Posteriormente, ante la incredulidad de los científicos, él y su compañero de expedición, Karsten Anderson, llevaron a cabo un experimento que quedó registrado en la literatura científica. Durante un año, siguieron una dieta carnívora basada en un 20% de proteína y un 80% de pura grasa. Iban a comer todos los días al hospital Bellevue de Nueva York. Al final de ese tiempo, los investigadores concluyeron que ambos presentaban un estado de nutrición y salud impecable. Sin ninguna ingesta de fibra sus intestinos reflejaban salud, y presentaban heces más pequeñas y menos olorosas, dato que ha de tenerse en cuenta, que refrendamos a través de nuestra propia experiencia, por no hablar de las inexistentes flatulencias. Muchos piensan que los malos olores forman parte de las gracias y desgracias de nuestra biología. Te aseguramos que no es necesario. Stefansson pasó el resto de su vida contando que los esquimales gozaban de buena salud (y de la ausencia de las enfermedades de la civilización) comiendo exclusivamente carne y grasa animal. Según él y otros que también lo han contado, valoraban la grasa, cargada de vitaminas liposolubles, de manera especial. Hoy en día, somos decenas de miles de personas las que seguimos una dieta prácticamente carnívora y jamás la abandonaremos. La grasa animal es mayormente saturada y monoinsaturada, y presenta un contenido ideal de los esenciales omega-3 y omega-6 de más de dieciocho carbonos, los que realmente necesitamos (ARA, EPA y DHA, sobre todo). Hemos hablado ampliamente sobre los ácidos grasos saturados en nuestro libro sobre el *bulletproof coffee*. Aquí te resumimos algunos de sus beneficios:

- Las grasas saturadas protegen contra la obesidad y el síndrome metabólico. Producen la fusión mitocondrial frente a la fisión que se observa en estados patológicos y pacientes con diabetes.
- El ácido palmítico (tan temido injustamente) protege el sistema nervioso, ya que es el ingrediente principal para formar la capa de mielina. La esclerosis múltiple es una temible enfermedad que se produce por la destrucción de la mielina.
- Ayudan a proteger contra la grasa visceral. La acumulación de esta grasa en los órganos aumenta el riesgo de padecer las enfermedades de la civilización.
- Las grasas saturadas son anticáncer, en especial el ácido esteárico, que se ha demostrado efectivo en la protección contra esta enfermedad.

- Los ácidos grasos saturados de cadena media pueden recuperar parcialmente el metabolismo en el cerebro del alzhéimer. Su mecanismo de acción es imprescindible para prevenir las enfermedades neurodegenerativas en primer lugar.
- El ácido láurico, con fuerte presencia en la leche materna y en el aceite de coco, es un potente agente antiviral, antimicrobiano y antifúngico. Es capaz de matar incluso el virus que produce el sida. En general, varias grasas saturadas tienen efectos antivirales.
- Atraviesan la barrera hematoencefálica y pueden metabolizarse en sustancias como cuerpos cetónicos y lactato, que constituyen el combustible favorito de las neuronas. Es triste que muchos profesionales de la salud sigan diciendo que la glucosa es el único combustible del cerebro cuando no es ni siquiera el principal.
- Los ácidos grasos saturados de cadena corta son esenciales para la salud del intestino. Un ejemplo de ello es el butirato, metabolito altamente cetogénico.

Por tanto, el consumo de grasas animales, al contrario que la mayoría de las vegetales, es absolutamente necesario para la salud. Seguro que nadie te había contado esto.

3. Vitaminas y minerales. Mucha gente piensa que los vegetales y las frutas constituyen el aporte esencial de estos nutrientes. Esto es rotundamente falso. La carne y las vísceras son la principal fuente de vitaminas y minerales por varias razones:

- Contienen todas las vitaminas, en la forma más biodisponible, incluida la vitamina C. El hígado es, sin ningún lugar a dudas, el rey de los micronutrientes. Las plantas contienen versiones que no necesitamos y que, además, tenemos que convertir en la forma activa. Ejemplos claros son la vitamina D_3 (D_2 en plantas) o la vitamina A, de la que solo hay precursores débiles en el reino vegetal o el hierro hemo. La vitamina B_{12} no se encuentra en las plantas.

Recuerda que algas y setas, que contienen trazas de esta vitamina, no son plantas.

- Todos los minerales necesarios se encuentran abundantes y biodisponibles en la carne. El yodo, el hierro y el zinc suponen un problema para quienes siguen dietas vegetarianas y veganas. El yodo es absolutamente esencial para el cerebro humano y la tiroides. La anemia, un problema real en el mundo moderno, se combate con el hierro hemo de la carne roja. Del zinc ya hemos hablado antes.
- No hay antinutrientes que causen problemas de desnutrición. Las plantas contienen saponinas, que inhiben la absorción de vitaminas A y E, así como de otros lípidos esenciales. Los fitatos impiden la absorción de minerales y aceleran el metabolismo de la vitamina D, lo que significa que tu cuerpo la utilizará más rápido de lo normal, promoviendo su deficiencia. Según la literatura, la osteoporosis es común en poblaciones con alto consumo de ácido fítico. Los oxalatos se unen al calcio, el hierro y el magnesio privándote de su obtención. Los inhibidores de enzimas presentes en cereales, legumbres, frutos secos, semillas y algunos vegetales (solanáceas) disminuyen considerablemente la absorción de la B_{12} y de las vitaminas liposolubles A, D, E y K. Casi nada. El azúcar presente en los carbohidratos de manera natural compite con la vitamina C y aumenta las necesidades de esta última. ¿Sigues con dudas acerca de los alimentos que deberías priorizar en tu dieta? Si es así, el último punto resulta demoledor para los defensores de dogmas obsoletos.

4. Antioxidantes. Casi nadie lo sabe, pero la carne es muy rica en antioxidantes, en concreto cinco moléculas ausentes en dietas veganas:

1. Taurina: Potente antioxidante y estabilizadora de membranas celulares, imprescindible para el desarrollo del sistema nervioso y su mantenimiento, y necesaria para los sistemas digestivo, visual, endocrino, inmune, muscular y reproductivo.

2. Creatina: Esencial para el metabolismo del cerebro y del músculo, además de desempeñar un papel clave en los procesos antioxidantes y en la regulación de la apoptosis.

3 y 4. Carnosina y anserina: Prácticamente iguales en su estructura, tienen funciones similares. Por mucho que traten de engañarnos diciendo que la carne causa cáncer, estas son dos moléculas anticancerígenas que promueven la presión sanguínea correcta y la salud cardiovascular, y por supuesto cumpliendo funciones antioxidantes importantes.

5. Hidroxiprolina: Es uno de los componentes principales de la proteína más abundante en nuestro cuerpo, el colágeno, que alivia la necesidad de vitamina C, inhibe el crecimiento de tumores y es capaz de inutilizar la acción de los radicales libres, lo que la sitúa como un valioso antioxidante.

Estamos seguros de que nunca habías oído que la carne contiene antioxidantes exclusivos que, además, desempeñan múltiples procesos en nuestro organismo. Sin embargo, es probable que te hayan repetido hasta la saciedad que debes comer verduras y frutas por su contenido en antioxidantes. Aquí, de nuevo, la literatura científica[1] es muy clara. El título de esta publicación es muy elocuente:

Ningún efecto observado tras el consumo de seiscientos gramos de frutas y verduras al día sobre el daño oxidativo y la reparación del ADN en no fumadores sanos.

Lo que este estudio nos muestra es que, a pesar de comer durante veinticuatro días seguidos la nada desdeñable cifra de seiscientos gra-

1. Moller, P., U. Vogel, A. Pedersen, L. O. Dragsted, B. Sandström, S. Loft, «No effect of 600 grams fruit and vegetables per day on oxidative DNA damage and repair in healthy nonsmokers», *Cancer Epidemiol Biomarkers Prev*. Oct;200312(10):1016-22. PMID: 14578137.

mos de vegetales y frutas al día, los sujetos no experimentaron menos oxidación en su ADN que aquellos que no consumieron ninguna cantidad de estos alimentos. ¿Por qué? Los autores lo dejan claro: «Los mecanismos de defensa antioxidantes inherentes son suficientes para proteger a las células de las especies de oxígeno reactivas (radicales libres)».

Cuando nos exponemos al sol, hacemos *grounding* y priorizamos la proteína animal, nuestras células pueden fabricar sus propios antioxidantes. Estos son más que suficientes para mantener la salud del ADN. Por tanto, que no te cuenten historias: la carne, las vísceras e incluso los embutidos contienen todo lo que se necesita para disfrutar de una salud plena. Por supuesto, lo óptimo es comprar alimentos de calidad. La carne de caza es una excelente opción, probablemente la mejor. Hoy en día, existen multitud de empresas en todo el mundo, también en España, que promueven la ganadería regenerativa y publicitan las buenas condiciones del ganado, la mayor parte del tiempo en su propio hábitat natural. Además, si te tomas en serio tu salud, puedes hablar con ganaderos de tu zona y conocer la procedencia de lo que comes. Esto sería lo óptimo, pero, a veces, lo mejor es enemigo de lo conveniente.

Huevos

El tercero de los alimentos que un ser humano debería priorizar. Mientras nos enfrentamos a recomendaciones ridículas como un huevo al día o cuatro a la semana, nosotros disfrutamos de este superalimento sintiendo la abundancia que produce su consumo. No solo resultan muy baratos, sino que la calidad de sus proteínas es excelente. Además, menos la C, contienen todas las demás vitaminas en una cantidad suficiente para mantener los procesos celulares. Se podría decir que en el huevo, sobre todo en la yema, se encuentra todo lo que necesitas para sobrevivir si lo acompañas con agua mineral y un limón exprimido. ¿Qué más se puede pedir?

Al igual que sucede con las grasas saturadas, los mitos que rodean al huevo tienen que ver con el colesterol. Nosotros te decimos, y así lo hemos demostrado muchas veces, que el colesterol es un verdadero alimento. Todas nuestras células, con muy pocas excepciones, consumen muchos recursos para fabricarlo, y la salud del cerebro depende del colesterol. Nuestros genes contienen la información para sintetizarlo. La *Revista Española de Cardiología* promociona la hipótesis «colesterol cero». Por supuesto, en esta publicación encontramos fuertes conflictos de interés, pues sus autores trabajan para la industria farmacéutica y cobran dinero de ella. Su mensaje atenta contra la naturaleza. ¿Por qué iba la síntesis de colesterol a venir en el manual de instrucciones de la vida, tu ADN, si no fuera algo importante? Como ya sabes, los fármacos que bajan el colesterol han sustentado las millonarias vidas de quienes los fabrican y de quienes los promueven.

Los huevos completan la base de la auténtica pirámide alimentaria. Además, añadimos que los huevos de pato son especialmente nutritivos.

COMPLETANDO LA DIETA

Repetida una y otra vez, la recomendación de comer variado porque así nos aseguramos de introducir todos los nutrientes no es solo la manifestación de la ignorancia plena en la materia, sino que además produce en la persona que recibe semejante consejo cierta confusión. Al parecer, según este dogma no es posible conocer cuáles son los nutrientes que un ser humano necesita ni dónde se encuentran. Sin embargo, esto resulta tremendamente sencillo, basta una simple búsqueda en la literatura científica. Google es una excelente herramienta cuando introduces las palabras adecuadas. De lo que no se dan cuenta quienes aplican la recomendación es de que, además de aumentar las posibilidades de acertar a ciegas con lo que uno necesita, aumentan las posibilidades de introducir lo que no se necesita, aquello que nos daña; por ejemplo, antinutrientes. El conocimiento es la única herramienta de la que disponemos para no terminar cazando moscas a cañonazos, para ser lo más efectivos posible a la hora de alimentarnos.

Una crítica que se hace acerca de la alimentación que nosotros proponemos es que resulta monótona y, por lo tanto, puede crear trastornos alimentarios. Lo cierto es que esto supone una nueva falta de conocimiento sobre la biología y la bioquímica humana. Nuestro primer argumento es que la alternativa nunca ha sido una posibilidad. Durante la evolución, nuestra especie sobrevivió y prosperó alimentándose exactamente como decimos: priorizando la caza y completando su dieta con la recolección. Te aseguramos que el ser humano primitivo jamás antepondría proteínas indigestas, como el gluten, a la proteína animal.

El segundo argumento se basa en la comprensión del proceso de aparición de los trastornos alimentarios. Cuando las grandes corporaciones *hackean* el organismo humano con productos creados para tal fin, ahí es donde se generan las adicciones. Los comestibles azucarados y repletos de grasas vegetales inflamatorias producen alteraciones en la señalización de la leptina, la maestra del metabolismo energético. Es conocida como la «hormona de la saciedad», pues aquellas personas que tienen problemas genéticos relacionados con la leptina presentan un hambre atroz e insaciable y graves problemas de sobrepeso. Esto lo sabemos por el trabajo de Rudy Leibel, codescubridor de la hormona en la década de 1990. Como hemos visto en el capítulo 2, la leptina depende del sol y de la correcta señalización que producen los alimentos evolutivos. Por tanto, la dieta de la que nosotros estamos hablando no puede producir trastornos alimentarios. En cambio, esa dieta variada, con hueco para dulces y productos procesados porque «por un poco no pasa nada» es la que te destruye la señalización de la leptina y, posteriormente, del resto de las hormonas y alguno de los neurotransmisores. Al igual que una persona que abandona una adicción, restaurar el organismo puede suponer todo un reto. La reconexión con la naturaleza es lo único que puede aportar la información que necesitamos. La alimentación evolutiva forma parte de esta conexión. Por tanto, no se trata de restringir alimentos, sino de recuperar las señales que nuestras células esperan recibir. Hay que recordar a quienes sostienen que la verdadera alimentación es restrictiva que la naturaleza no está sujeta a las opiniones de la gente.

Una vez que nos hemos hecho cargo de la falacia sobre la variedad de la dieta, terminamos el asunto sobre el alimento ordinario, el tercero en importancia, con una serie de puntos a modo de resumen de los hábitos que hemos adquirido en los últimos años:

1. Come los alimentos verdaderos, que son aquellos naturales —locales y estacionales— que crecen bajo la misma luz solar que necesariamente ha de bañar también tus ojos y tu piel.
2. Prioriza proteínas y grasas animales. Basar tu dieta en mariscos, peces, carnes, vísceras y huevos te aportará todos los nutrientes que necesitas, con la máxima densidad y biodisponibilidad, y sin ninguno de los antinutrientes que pueden mermar tus recursos. El caldo de huesos o de pescado es importantísimo en nuestra alimentación.
3. Completa tu alimentación, si así lo deseas —ya que con lo anterior es suficiente— con otros alimentos que suponen una ayuda real.

Además de los mariscos y los peces, la carne con sus vísceras y los huevos, ¿qué más forma parte de nuestra alimentación?

- Lácteos crudos, sin pasteurizar. Existen muchos mitos sobre estos productos, ya que mucha gente es alérgica a las proteínas o al azúcar de la leche. Sin embargo, tanto los quesos curados como los fermentados, fabricados a partir de leche cruda, son aptos para la mayoría de las personas y muy ricos en proteínas, grasas saludables y micronutrientes esenciales, como las vitaminas liposolubles y las del grupo B, además de los minerales. Nosotros estamos introduciendo, poco a poco, la leche cruda, pues, al estar llena de bacterias, requiere entrenamiento para absorber todos sus beneficios sin ninguno de los perjuicios. Nuestra microbiota nos lo agradecerá. Por el contrario, no encontramos demasiado valor en los lácteos pasteurizados, desprovistos de los nutrientes por culpa de los procesos implicados en su tratamiento. De todas maneras, los consumimos ocasionalmente, ya que, gracias a nuestros hábitos, nos sientan de maravilla.

- Mantequilla, *ghee* o manteca clarificada, sebo, manteca de cerdo... Todas estas grasas animales conforman una parte considerable en nuestra dieta. Son los alimentos que utilizamos para cocinar.
- Grasas de frutas ancestrales, como el coco y las olivas. En nuestra tierra, donde vivimos, el coco o las olivas no son alimentos locales y parece que entramos en contradicción. El consejo aplica fundamentalmente a los alimentos que hay que priorizar, aunque se les puede dar cierto margen a aquellos que completan nuestra dieta, en especial los carbohidratos, en mucha mayor medida que las grasas. ¿Por qué? Los electrones que nuestras células arrancan de los carbohidratos para producir la energía que necesitan siguen un camino diferente en las mitocondrias de aquellos que proceden de las grasas o proteínas. La luz solar debe ser fuerte si queremos utilizar los electrones de los carbohidratos con eficacia, pero no necesariamente ocurre lo mismo con las grasas. Esto, que puede resultar confuso, lo explicamos con precisión en nuestro blog. No obstante, es cierto que preferimos las grasas animales durante el invierno y aumentamos el consumo de aceite de coco y oliva durante el verano. Las grasas del coco son fundamentalmente saturadas, y las del aceite de oliva, predominantemente monoinsaturadas.
- Las algas son un alimento infravalorado y desconocido por mucha gente. No son plantas, sino que pertenecen al reino protista. Normalmente, habitan los mares y, como toda comida que procede del mar, son ricas en nutrientes vitales. Las hay rojas y verdes, en variedades como musgo irlandés, wakame, quelpo, hijiki, nori, kombu, postelsia o palma de mar, fucus, dulse y arame. Si te han dicho que los cereales fortificados son importantes por ser fuente de yodo o hierro, algunas de estas algas pueden tener trescientas veces más yodo y cincuenta veces más hierro que esos pseudocomestibles. Estos alimentos son

muy importantes para la salud hormonal, especialmente la progesterona o las hormonas tiroideas. Además de ser una excelente fuente de minerales —como yodo, hierro, magnesio, potasio, calcio, zinc, fósforo, sodio y otros minerales traza fundamentales para la salud de la piel, como el germanio—, contienen vitaminas liposolubles, carotenos, que nos ayudan a forjar el callo solar, vitaminas del grupo B y vitamina C. También aportan proteínas que ha utilizado la medicina tradicional para potenciar la función sexual. Añadimos colorido y nutrientes a nuestros platos con estos alimentos verdaderos. El kombu, por ejemplo, es excelente para incluir en un caldo de huesos.

- Setas. Tienen un excelente valor culinario y nutricional.
- Verduras y tubérculos. Las calabazas y sus variedades las incluimos en este grupo, al igual que el boniato. Desprovistos de antinutrientes relevantes, son perfectamente compatibles con una alimentación saludable. Algunos vegetales de hojas coloridas son aptos para personas que no tienen demasiados problemas con los oxalatos, goitrógenos y otros antinutrientes que poseen.
- Frutas naturales de temporada. Especialmente el limón o la lima, fuente de vitamina C, que añadimos siempre al agua que bebemos (nunca de noche). Pero también los frutos silvestres, como fresas, arándanos, moras, frambuesas o grosellas. Hemos dicho frutas naturales. ¿Qué significa esto? No contemplamos las que crecen en invernaderos, las que son consecuencia de injertos o aquellas en las que se utiliza algún tipo de fertilizante o pesticida. Apreciamos, sobre todo, las moras y los arándanos que nos encontramos en nuestros paseos por la montaña asturiana en ciertas épocas del año.
- Miel. Queremos hacer un apunte sobre la miel, ya que vemos mucha desinformación. En nuestra opinión, solo es apta durante el verano, cuando el sol irradia fuerte en el ultravioleta y nos ponemos bajo su luz. La miel es una bomba de deuterio. ¿Qué es el deuterio? En el colegio nos enseñaron que los átomos contienen protones y neutrones en el núcleo, y electrones orbitando alrededor. Sin embargo,

esto es una simplificación probablemente necesaria. El hidrógeno presenta tres isótopos diferentes. Dos de ellos son el protio y el deuterio. La única diferencia es que el primero no tiene neutrón en su núcleo, mientras que el segundo sí. Esto hace que pese justo el doble. Nuestras mitocondrias solo utilizan el hidrógeno protio para sintetizar ATP y un exceso de deuterio destruye esta habilidad haciendo disminuir la capacidad de trabajo de nuestras baterías. Debes creernos cuando decimos que toda enfermedad moderna está impulsada por un exceso de deuterio que nuestro cuerpo no puede eliminar. ¿Qué nos ayuda a mantener los niveles correctos? La luz del sol. Por tanto, alimentos llenos de deuterio, como la miel, solo se pueden consumir en verano, así es como estamos diseñados. Lo cierto es que la miel no aporta absolutamente nada necesario al organismo, por mucho que te digan. La hemos incluido en esta lista por ser sinceros con nuestros hábitos, ya que nos produce puro placer tomarla sobre quesos, yogures y cuajadas.

EL AYUNO

Un conocido cuento oriental nos muestra una escena entre un maestro y un candidato a entrar en una escuela de conocimiento. Tras observarlo unos minutos, el maestro comienza a servir el té en la taza del interesado. Lo hace hasta que rebosa. Pero el hombre sabio sigue vertiendo el té, que se derrama. El candidato le pregunta qué está sucediendo. El maestro le cuenta que esa taza rebosante se asemeja a un hombre que está tan lleno de conocimiento que no permite que nada nuevo entre en él.

Este cuento encierra muchos significados. Una de las características de la vida occidental y del mundo moderno consiste en la necesidad de hacer rebosar nuestra existencia con cosas que no necesitamos. Es la gula. El acto de vaciarse es necesario para que algo nuevo entre en nosotros. Siempre estamos haciendo cosas, introduciendo compulsivamente tanto el alimento ordinario como el alimento de las impresiones: videojuegos, series, películas, televisión, redes sociales, opiniones, comida tóxica... No necesitamos nada de esto; sin embargo, somos incapaces de dedicar un tiempo, simplemente, a no hacer nada, a la meditación, a la oración o la reflexión sobre asuntos que podrían hacer mejorar nuestra existencia. Estamos llenos de nuestras propias opiniones, de viejos hábitos cristalizados que defendemos sin comprender lo que está ocurriendo.

Jesucristo habló del ayuno en una frase que, de nuevo, presenta muchos niveles de significado. Quedó recogida en el Evangelio apócrifo de los Esenios:

> **Cada séptimo día es santo y está consagrado a Dios... No comáis ningún alimento terrenal, sino vivid tan solo de las palabras de Dios.**

La necesidad de vaciarse, al igual que en el viejo cuento oriental, está presente en las palabras de Jesús. Hacer caso a esta frase significa que podemos conectar con algo superior que alimentará nuestras células de mejor manera que el alimento ordinario, al menos una vez a la semana. Un tiempo para separarnos de las cosas de la vida y situarnos en un nivel superior necesario para que un conocimiento diferente penetre en nuestra esencia.

Muchos gurús de los carbohidratos y del entrenamiento de pesas en gimnasios que irradian luz azul y frecuencias electromagnéticas artificiales tratarán de advertirte sobre los peligros del ayuno sin haberlo experimentado jamás. Quienes lo hemos practicado sabemos que supone un estrés necesario en varios niveles: físico, emocional y mental. Nuestro cuerpo se somete a algo nuevo. Él quiere comer, pero no es un hambre real, es gula, es costumbre, es aburrimiento, simple apetito. Con el paso de las horas y los días, comienza a sentirse débil y permite que el centro emocional experimente sentimientos y sensaciones que de otro modo jamás serían posibles. Al principio, el centro mental solo piensa en comida. Tardará un tiempo en asimilar que la voluntad ha decidido no satisfacer ninguna de las necesidades del cuerpo. Dependiendo de la práctica o de la habilidad que se tenga, se requiere un tiempo distinto para alterar la conciencia.

En nuestro caso, de pronto, descubrimos aspectos de nosotros mismos que nos eran ocultos. El acto de vaciarnos, al menos en lo que respecta al alimento ordinario, permitió que un nuevo conocimiento penetrara en nosotros, un nuevo estado de conciencia que nos hizo tomar perspectiva sobre la diferencia entre tener hambre y tener apetito. Y esta nueva comprensión nos hace ver que el mundo es incoherente. Muchos hablan de salvar el planeta, de sostenibilidad, mientras sostienen sus opiniones bajo el amparo de cualquier bandera verde de la propaganda, llenando su boca a diario, algunos más de cinco veces al día, de cosas que no necesitan, envueltas en plásticos etiquetados de la manera más absurda. Bajo el estado de conciencia que promueve el ayuno sincero, te acabas sorprendiendo al ver a la gente metiendo comida en la boca de manera inconsciente, opuesta a lo que debería suponer el acto sagrado de comer.

Finalmente, cuando rompes un ayuno, el centro emocional alcanza estados desconocidos. Los sentimientos de agradecimiento por la comida que inundan el plexo solar te hacen comprender lo sagrado del primer alimento. De pronto, cambia tu relación con la comida y comprendes su verdadera función, que no es otra que proveer al universo de seres vivos que habitan dentro de cada uno de nosotros de las influencias que deben recibir de lo alto, de ti. Tu cuerpo físico recibe con alegría de nuevo la comida. Con el paso de los días, esta emoción se apaga poco a poco, como todas las cosas que pasan al olvido. Cuando esto sucede, es la señal para volver a ayunar.

Resulta curioso cómo los defensores de los viejos dogmas, llenos de sí mismos, critican sin fundamento el ayuno y no la incapacidad de la mayoría de la gente de pasar dieciséis horas sin comer. «¿Llevas dieciséis horas sin comer? Yo sería incapaz», es una frase pronunciada por el típico ser humano promedio. Las personas con flexibilidad metabólica y células sanas, como es nuestro caso, no necesitamos comer todos los días, ni mucho menos (el embarazo y la lactancia son otra cosa). El cuerpo de un ser humano reancestralizado no siente hambre tras dieciséis horas sin comer. Las señales que el hipotálamo recibe y envía resultan claves. Un centro instintivo entrenado es capaz de conocer cuándo necesita alimento.

El mismo Jesús, según recoge el Evangelio de los Esenios, resumió cómo y cuándo comer el alimento ordinario hace dos mil años. Como adivinarás, en sus recomendaciones no estaba ver Netflix o leer el periódico mientras comemos. En cambio, insistía en ingerir los tres tipos de alimento, de los que hablamos en este libro a la vez, de manera consciente y sagrada:

Sobre la cantidad:

No comáis hasta no poder más... Tomad cuenta de cuanto hayáis comido cuando os sintáis saciados y comed siempre menos de una tercera parte de ello.

Una referencia importante a la sobrealimentación que mucha gente promueve, especialmente quienes quieren ganar músculo.

Sobre la frecuencia:

No obstaculicéis la obra de los ángeles en vuestro cuerpo comiendo demasiado a menudo... Quien come más de dos veces diarias hace en él la obra de Satán.

El consejo de una persona real sobre la práctica del ayuno intermitente.

Sobre el modo de comer:

Y, cuando comáis, respirad larga y profundamente en todas vuestras comidas para que el ángel del aire bendiga vuestro alimento. Y masticadlo bien con vuestros dientes, para que se vuelva agua y que el ángel del agua lo convierta dentro de vuestro cuerpo en sangre. Y comed lentamente, como si fuese una

> oración que hicieseis al Señor. Pues en verdad os digo que el poder de Dios penetra en vosotros si coméis de tal modo en su mesa. Mientras que Satán convierte en ciénaga humeante el cuerpo de aquel a quien no descienden los ángeles del aire y del agua en sus comidas.

Esto muestra la necesidad de capturar las sustancias del aire para mejorar la absorción y la digestión de la comida. El oxígeno que respiramos es una de esas sustancias vitales con las que permitimos que los electrones del alimento se recojan al final de la cadena de transporte de electrones en la mitocondria para formar agua metabólica y sustentar la producción de ATP. Nos cuenta la importancia de elevar la consciencia en el momento de la comida; es decir, absorber el alimento primordial de las impresiones al mismo tiempo que los otros dos. También se habla sobre ello en el siguiente punto.

> **Sobre el estado interno:**
> Cuanto coméis con tristeza, o con ira, o sin deseo se convierte en veneno en vuestro cuerpo. Pues el aliento de Satán lo corrompe todo... Y nunca os sentéis a la mesa de Dios antes de que él os llame por medio del ángel del apetito.

Se explica la necesidad de «digerir» las impresiones para sostener la salud. Y, de nuevo, se hace referencia al pecado capital de la gula.

Hasta ahora, hemos hablado de la importancia de los dos tipos de ayuno, tanto el prolongado como el intermitente, desde el punto de vista más esotérico, si se permite la expresión. Pero no debemos confundirnos aquí. La ciencia moderna también avala el ayuno en todas sus clases.

Existe un programa codificado en los genes de los mamíferos que nos permite pasar tiempo sin comer. La raza humana tuvo que enfrentarse a la Edad de Hielo. El *Homo sapiens,* es decir, el ser humano moderno tiene unos cien mil años de existencia. La glaciación Würm comenzó hace ciento diez mil años y finalizó hace aproximadamente diez mil dando paso al Neolítico, la era de la agricultura. Por tanto, nuestros genes paleolíticos tienen impresas las señales del frío y del ayuno. Hemos prosperado y evolucionado en un frío que a nuestros antepasados recientes debió de parecerles eterno. Para ellos, era normal pasar varios días sin comer y tener la energía suficiente como para cazar animales y enfrentarse a los peligros de su tiempo.

Ayunar supone demasiados beneficios para el ser humano aparte de los ya nombrados:

- Ayuda a eliminar las toxinas, los metales pesados y el exceso de deuterio, el hidrógeno cuya acumulación es la responsable de la destrucción de las mitocondrias. Una de las funciones del tejido adiposo es la de almacenar agentes tóxicos que se acumulan durante el paso de los años. De esta manera, al apartarlos de la circulación sanguínea, el cerebro queda especialmente protegido. Todo el mundo sabe que la mejor manera de perder grasa es no comer. Cuando alguien hace su primer ayuno, no solo sus reservas de grasa pasan a la sangre, sino también estos agentes almacenados con ellas, que pueden producir un envenenamiento temporal, cuyos síntomas más comunes son las náuseas y los vómitos, los dolores de cabeza y una sensación de malestar general. Pero esto no significa que ayunar sea malo para la salud. Al contrario, se llega a esta situación por no haber ayunado nunca, en contra de la propia naturaleza. El primer ayuno probablemente suponga el primer gran detox necesario en la vida moderna. No es casualidad que el ayuno aumente el poder redox celular. Con la práctica, se vuelve especialmente placentero.
- Nos hace alimentarnos de nuestra propia grasa corporal, libre de deuterio, por lo que el ayuno es una forma excelente de experimentar la dieta cetogénica. El 40% de los ácidos grasos almacenados se convierten en cuerpos cetónicos, que suponen el alimento preferido para

las neuronas. Que el ayuno alarga la vida está fuera de toda duda. Tiene que ver con el deuterio, pero también con otros motivos que explicamos a continuación.

- Restaura nuestros niveles de melatonina y, por tanto, protege los ritmos circadianos, tanto el ayuno intermitente como el prolongado. De esta forma, la autofagia y la apoptosis recuperan su plena función, por lo que alargan la vida y sostienen la salud. Sin embargo, una ingesta continua de comida, como pretenden los nutricionistas modernos que pautan cinco o más comidas al día, es una lacra para los procesos del programa de reparación celular nocturno, especialmente la autofagia y la apoptosis, de las que tanto hemos hablado. Cuando una persona come tantas veces sufre falta de productividad en todos los aspectos de su vida, sobre todo si introduce los carbohidratos de la base de la pirámide. La sensación de hambre constante es agotadora.
- Las hormonas recobran su función primordial siempre y cuando se apliquen los otros hábitos implicados en el proceso de reancestralización que hemos indicado. A pesar de lo que muchos supuestos expertos nos dicen, el ayuno no afecta al panel hormonal. Sin embargo, hay que tener en cuenta que es una ilusión pretender ayunar mientras nos exponemos a la luz azul artificial y a las frecuencias electromagnéticas dañinas. Como ya sabes, estas radiaciones impiden acceder a nuestra grasa corporal y fuerzan a las células a utilizar azúcar. Por tanto, supone remar a contracorriente, y esto es un hecho que confunde a las personas con conocimientos parciales condicionándolas a pensar que el ayuno es perjudicial, cuando no lo es en absoluto.

El ayuno prolongado consiste en pasar varios días sin comer. Muchas personas tienen serios problemas para superar el día 3, aunque, para la gran mayoría, no es necesario ir más allá: un ayuno de 3 días de vez en cuando es más que suficiente. A nosotros nos gusta recibir cada estación en estado de ayuno profundo. Así, dotamos de un significado extra al cambio de las estaciones y nos hace tomar conciencia de que todo tiene su tiempo bajo el sol. No obstante, hemos conocido personas que ayunan con éxito durante más de veinte días por motivos personales, religiosos o relacionados con el trabajo interior.

El ayuno intermitente puede definirse de muchas formas. Tras un proceso de reflexión profunda, hemos dado con una muy simple, clara y precisa. Por tanto, te ayudará a comprender exactamente lo que implica:

Comer cuando es de día.

Eso es todo. Con el paso de las estaciones, la duración del día varía y, por tanto, también lo hace la duración de la ventana de tiempo destinada a comer. Este capítulo de la reancestralización mantiene líneas de conexión con los capítulos 2 y 3, los ritmos circadianos y las mitocondrias. Comer de día te mantiene en sincronía con tus ciclos biológicos. Preferiblemente, haz una comida abundante durante las primeras horas de la mañana, pues ayuda a regular con precisión el reloj del hígado. Recuerda que el reloj maestro situado en el cerebro se pone en hora con la luz. Por tanto, el almuerzo es la segunda comida más importante del día. Y la cena debe hacerse siempre antes de que el sol se vaya por el oeste, aunque puedes prescindir de ella. Las cantidades de comida deben verse reducidas con el paso del día, en especial si pretendes recuperar la salud perdida. Particularmente, encontramos poco efectivo en todos los aspectos comer más de dos veces al día.

Esta es la manera en la que el ayuno intermitente elevará tus niveles de melatonina y dotará a tus células del poder antioxidante que necesitan. Así es como proteges las baterías de tu cuerpo por medio del alimento ordinario. Comer de noche destruye el ayuno intermitente y sus beneficios. Una de las preguntas que recibimos constantemente es si se puede practicar el ayuno intermitente todos los días. La pregunta debería estar formulada exactamente al revés: ¿Podemos comer alguna vez por la noche? La respuesta es obvia. No pasa nada por hacer excepciones, puesto que unos ritmos circadianos entrenados permiten un margen de acción y así se dispone de tiempo para las relaciones sociales. Al final del capítulo, te contaremos la manera de paliar las consecuencias de cenar tarde, como nosotros hacemos de manera puntual.

EL CONSUMO DE CARNE Y EL CAMBIO CLIMÁTICO

En noviembre de 2016, el Foro Económico Mundial comenzó a gestar un mensaje que llegaría poco tiempo después a una gran parte de la población mediante un inquietante vídeo que publicaría en sus redes bajo el título *8 predicciones para el mundo en 2030*. Este mensaje parte de una resolución adoptada en 2015 por la ONU denominada «Agenda 2030», que en España cuenta con un ministerio propio, la cual consta de una serie de puntos que pretenden terminar con el modelo de sociedad tal y como lo conocemos. La primera de las ocho predicciones empieza fuerte: «En 2030 no tendrás nada y serás feliz». Pero es la número 4 la que ahora nos atañe: «Comerás menos carne. No será un alimento básico para el bien del medioambiente y tu salud». La Agenda 2030 no es más que el siguiente paso del plan que un puñado de gente a la que nadie votó pretende imponer al total de la población. El llamado «cambio climático» y el consumo de carne conforman la base sobre la que se asienta su estrategia. La cuestión es: ¿quién debería decidir si la carne es un alimento básico, las élites mundiales o la biología?

Quienes aún creemos en la ciencia tenemos demasiadas evidencias que dejan al descubierto la trama sostenida con mentiras con las que se pretende convencer a las masas acerca de estas dos cuestiones. John F. Kennedy dijo el 11 de junio de 1962 que «con demasiada frecuencia disfrutamos del confort de la opinión sin la incomodidad del pensamiento». Bien lo saben estas élites, que se aprovechan del boca a boca, del mito perpetuado por tontos útiles.

El clima del planeta es tremendamente volátil. Allá por el año 1998, uno de nosotros (Carlos) cursaba estudios en la Facultad de Geología de la Universidad de Oviedo. Una de las asignaturas, Climatología, gozaba de especial interés, pues en aquella época estaba comenzando a asentarse la idea del calentamiento global. En aquel tiempo, la maquinaria propagandística estaba a pleno rendimiento, a pesar de que nadie suponía lo que sucedería durante los años siguientes. Por supuesto, la ciencia era muy clara al respecto entonces y lo sigue siendo hoy en día: el dióxido de carbono o CO_2 no tiene ninguna influencia sobre el clima.

Esto es algo que debes tratar de comprender, a pesar de lo que encuentres en internet. Hoy, solo hay un discurso posible: el oficial. Cualquier tipo de debate se aplasta para dar cabida a una línea de pensamiento única. A los científicos que tratan de contarnos la verdad sobre la materia se los difama, desacredita, ridiculiza y silencia. Todo profesional en un área de conocimiento desearía dedicarse a la investigación y a disfrutar de su profesión; sin embargo, demasiado a menudo se embarca en cruzadas con pocas posibilidades de éxito.

El candidato a la presidencia de Estados Unidos Al Gore terminó por dar el impulso final a la fraudulenta teoría del calentamiento global. Y no porque el clima sea estático, pues la temperatura del planeta oscila permanentemente, sino por la red de mentiras que se ha tejido para manipular la opinión pública. En su documental, titulado *Una verdad incómoda*, se muestra una gráfica que correlaciona de manera precisa la temperatura y los niveles atmosféricos de CO_2 durante los últimos 420.000 años. Los datos surgieron de un trabajo publicado en la revista *Nature* en el que se analizó la composición de las burbujas de aire atrapadas en el hielo de la Antártida durante miles de años. Los autores llegaron a la conclusión de que temperatura y CO_2 están estrechamente unidos. Y así es, pero, como siempre, los datos se distorsionaron para llevar a cabo la manipulación. Lo cierto es que los científicos que trabajaban en las muestras de hielo informaron de que los cambios de temperatura precedían entre 800 y 1.300 años a las variaciones en la concentración de CO_2. Es decir, primero subía la temperatura, y cientos de años más tarde los niveles de CO_2; cuando esta descendía, también lo hacía el CO_2 , años después. Justo lo que mostraba la gráfica.

Hemos encontrado miles de intentos de justificación para este error que, con toda probabilidad, habrá servido para engañar a algún incauto. Ya va siendo hora de que pensemos por nosotros mismos.

El Grupo Intergubernamental de Expertos sobre el Cambio Climático (IPCC, por sus siglas en inglés) es el organismo de las Naciones Unidas responsable del engaño. Según este, la temperatura se ha mantenido estable, con un ligero descenso progresivo, durante los últimos mil años y, de pronto, en el siglo XX ha comenzado a dispararse. El IPCC lo achaca a los niveles de CO_2 producidos por la actividad humana. Primero fueron la Revolución Industrial y los gases de las fábricas, pero el asunto se ha vuelto rocambolesco: ahora acusan a los eructos de las vacas (como lo oyes) de aumentar la llamada «huella de carbono», que según las élites es una medida válida del impacto medioambiental de animales y... ¡personas! Ya han incluido esta infame huella en las aplicaciones de tu banco en función de lo que compras con la tarjeta. La mano de los poderes fácticos es cada vez más larga.

Pero todo se sustenta en una gran mentira de la que no todo el mundo participa. ¿Has oído hablar del científico alemán Ernst-Georg Beck? Ha recopilado una lista de noventa mil mediciones directas y extremadamente precisas de CO_2 procedentes de 175 artículos publicados entre 1812 y 1961. Las mediciones muestran lo siguiente:

- 440 ppm (partes por millón) de CO_2 atmosférico en 1820 y 1940.
- 390 ppm en 1855.

Hoy, los niveles rondan los 420 ppm. Sin embargo, en pleno auge de la teoría, en la década de los 2000, fluctuaban entre 360 y 385 ppm. ¿Cómo es posible que, antes de cualquier contribución significativa de la quema de combustibles fósiles por parte de la humanidad, la concentración de CO_2 atmosférico fuera igual o netamente superior a la actual? ¿Por qué han dejado escapar las mediciones que no se ajustaban a su discurso? Si en 1820 la concentración de CO_2 era superior a la de ahora, ¿por qué relacionan el aumento de temperatura que, según ellos, se produjo en el siglo XX por los niveles de CO_2?

Las mediciones que Ernst-Georg Beck compiló fueron rechazadas por el IPCC no porque estuvieran equivocadas, sino porque las conclusiones no se ajustaban a su hipótesis del calentamiento global producido por el ser humano. Esto lo han confirmado miles de científicos.

Estamos rozando levemente la capa externa del problema del cambio climático con el motivo de proporcionarte algo sobre lo que pensar aquí también. Dar cuenta de cada una de las mentiras nos daría para otro libro entero. Que no te confundan: el registro climático y las leyes de la física prueban que el CO_2 en la atmósfera no origina el calentamiento global, ni siquiera contando con la contribución del ser humano (porque es insignificante). Cualquier aumento del CO_2 en la atmósfera es el resultado de un aumento también en las temperaturas producido por causas naturales. Hay elementos en juego que dañan nuestra salud: pesticidas, polución, electropolución o tóxicos vertidos al medioambiente. Por ello, que se focalice el problema sobre el impacto ambiental en el asunto del CO_2 parece un chiste con poca gracia.

La superficie de la Tierra ha experimentado temperaturas de más de doscientos grados centígrados e incluso períodos de millones de años con más de dos mil, pero también ha alcanzado el otro extremo con temperaturas de decenas de grados bajo cero. Los desiertos no siempre han sido desiertos y las selvas tropicales no siempre han sido selvas tropicales. Mucho antes de que el ser humano habitara el planeta, ya se producían cambios drásticos en las temperaturas. Incluso desde la aparición de los primeros homínidos, hace 2,5 millones de años, se sucedieron eras glaciares intercaladas con períodos más cálidos. Ahora pretenden medirnos la huella de carbono para sostener la falacia del cambio climático y controlar nuestros hábitos.

Reflexiona sobre la siguiente cuestión: ¿qué fenómenos naturales podrían modificar la temperatura del planeta? Respuesta rápida: el Sol, ese impresionante ser que gobierna el sistema solar y genera una enorme cantidad de energía según determinados ciclos con una duración aproximada de once años. Por otra parte, la ciencia nos muestra que las erupciones solares aumentaron la incidencia de radiación ultravioleta sobre la Tierra al menos un 16% en el último siglo. El conjunto de estos factores afecta a la temperatura del planeta de una manera mucho más decisiva que las emanaciones de las inocentes vacas.

No solo el sol; el gas de efecto invernadero más potente es el vapor de agua. El planeta Tierra debería denominarse «planeta Agua», pues ¾ partes de este lo son. Los océanos generan un efecto regulador de la temperatura, al contrario que el CO_2. Las erupciones volcánicas y otros fenómenos naturales pueden modificar también el clima; sin embargo, la maquinaria propagandística decidió poner en marcha el «asunto» del CO_2 para echarte la culpa a ti y utilizarlo de esta forma para cumplir diligentemente con su agenda.

Algo inédito ha tenido lugar los últimos años. Documentales panfletarios como *Meat: A threat to our planet?* ('carne: ¿una amenaza para nuestro planeta?'), de la BBC, o *Cowspiracy* fueron sembrando dudas sobre el consumo de carne. El colmo del ridículo se alcanzó cuando la revista *Forbes* lanzó este titular: «Los científicos subestimaron lo malos que son los pedos de las vacas». Sin filtro alguno, tal cual. En el desarrollo del artículo, aún descienden un escalón más: «Los pedos son divertidos. El calentamiento global no lo es». El mito se consolida. Y, aunque no tenga relevancia alguna, conviene matizar que son los eructos los que presentan más emisiones de metano que las flatulencias.

La FAO redondeó la historia. La comunidad vegana, impulsada por las élites, hace referencia a los informes de esta organización entre 2006 y 2013, en los que se asegura que las vacas son las responsables del 14,5% de las emisiones de gases de efecto invernadero. Estas cifras son similares a las que producen todos los medios de transporte del mundo juntos. ¿Te lo puedes creer? Evidentemente, mintieron, hasta el punto de que la propia FAO tuvo que retractarse de su estudio, titulado en español *La larga sombra del ganado*. Y es que la Agencia de Protección Ambiental de Estados Unidos (EPA, por sus siglas en inglés) había hecho unos cálculos bien diferentes: le atribuía al ganado un 3,9% del total.

Un estudio publicado en la revista oficial de la Academia Nacional de Ciencias de Estados Unidos reveló que, si todos los estadounidenses eliminaran las proteínas de estos animales de su dieta, las emisiones de gases de efecto invernadero se reducirían un 2,6%, a la vez que aumentaría la deficiencia de nutrientes esenciales.

Que no se te escape otro detalle de suma importancia aunque no sea relevante para el clima: el transporte y la industria emiten dióxido de carbono en cantidades muy superiores al ganado. Por contra, el ganado no solo emite una cantidad limitada, sino que secuestra carbono. Tanto es así que un estudio de la Universidad de Míchigan demostró que «las emisiones del sistema de pastoreo fueron compensadas completamente por la captura de carbono del suelo». Después de todo esto, hay poco más que decir:

- El dióxido de carbono no tiene influencia sobre el clima, es una consecuencia.
- El ganado de pastoreo secuestra el carbono del aire y lo devuelve al suelo equilibrando el sistema.
- La alternativa a la carne, los cultivos de cereal, destruyen los suelos fértiles del planeta.

Empresas que basan su actividad en la agricultura regenerativa han demostrado que los rumiantes son capaces no solo de secuestrar más carbono de la tierra del que emiten, sino también, en cuestión de pocos años, de regenerar los suelos, al contrario de lo que sucede con los monocultivos de cereal, que los destruyen. Incluso se ha llegado a utilizar el argumento del gasto en agua para sustentar la crítica contra la ganadería; sin embargo, nadie parece conocer que los animales excretan el agua que beben, lo que sirve como fertilizante, ni tampoco que para la elaboración de la leche de almendras, por ejemplo, se necesita diecisiete veces más agua.

Hemos creído conveniente incluir en este libro una breve pincelada acerca del cambio climático porque es uno de los principales argumentos que las élites utilizan contra la carne roja. Aunque inicialmente se conocía como «calentamiento global», enseguida se rebautizó para aprovechar cualquier acontecimiento meteorológico a favor de los intereses de quienes nos gobiernan. De esta manera, no tienen posibilidad de equivocarse, pues el clima fluctúa desde nuestros orígenes. Desde la misma creación de nuestro planeta. Desde siempre.

Y así parece que seguirá siendo, aunque traten de tapar el sol y siembren de nubes el firmamento.

El contenido de este libro está respaldado por la literatura científica y médica. Con el motivo de hacerte la lectura más amena, no hemos incluido muchas de las referencias que avalan nuestro discurso a lo largo de las páginas. Si quieres ampliar la información, todas y cada una de ellas están disponibles en el contenido de nuestra página web: comunidad.carlosstro.com

EXPOSICIÓN AL CLIMA

Somos conscientes de que, si es la primera vez que nos lees, muchas de las cosas que te hemos contado han tenido que causar cierto impacto en tus creencias. Es normal que surja en ti una necesidad de comprobar si lo que decimos es verdad. De igual manera que un músico que ha hecho sus deberes no permite que los nervios le traicionen en el escenario, nosotros hemos hecho nuestro trabajo a lo largo de los años. No hacemos una sola afirmación que no sea fruto de una investigación seria y una experimentación concienzuda en dos direcciones:

- Autoexperimentación.
- Práctica clínica. Recordemos que uno de nosotros (Carlos) es director de investigación del Nutridoctor Center Miami, en Estados Unidos.

Nuestros lectores habituales saben que la literatura científica respalda todas y cada una de nuestras investigaciones. A diferencia de algunos de nuestros artículos, donde nos aventuramos con hipótesis atrevidas, en este libro queremos sentar la base con principios básicos de los que hay muy poca duda o ninguna.

Hemos creído necesaria esta introducción antes de explicarte otra idea que probablemente te rompa muchos esquemas. A lo largo de la historia del planeta, ha habido cinco extinciones masivas. La última de todas acabó hace 66 millones de años con el reinado de los grandes reptiles, los dinosaurios no aviares, sobre la Tierra. El gran impacto de un meteorito en las aguas de México dejó un cráter de 180-200 km de diámetro que arrojó polvo, escombro y azufre a la atmósfera, lo que provocó un enfriamiento global que convirtió las estaciones en un invierno permanente. Si bien hay cierta controversia ante la hipótesis del meteorito, varios estudios han confirmado la existencia del gran invierno que sobrevino al cataclismo. Fuera como fuese, las especies vivas hoy son herederas de los supervivientes al frío. No es casualidad que los mamíferos portemos los mecanismos necesarios en nuestros genes para hacer de las bajas temperaturas un aliado para nuestra salud. Los seres humanos nacemos adaptados al frío.

Un amigo nos contó una historia que vivió en uno de sus viajes por los países nórdicos. Paseando bajo una temperatura ambiente de varios grados bajo cero, entró en un establecimiento a tomar algo y calentarse. Fuera, en condiciones ciertamente extremas, había una fila de bebés dormidos en sus carritos mientras sus padres disfrutaban de un café al calor de la calefacción. Un día tras otro la misma historia. Preguntando, se enteró de que era una costumbre, al parecer saludable, típica de países como Noruega, Dinamarca, Suecia o Finlandia. La doctora Marjo Tourula, investigadora finlandesa, nos cuenta que los bebés duermen y descansan más fuera que dentro. Según ella, la temperatura ideal para los pequeños es 5 grados centígrados bajo cero, pero dice que hay padres que incluso practican el hábito a −30 grados con excelentes resultados.

Los investigadores nórdicos aseguran, y así lo muestran algunas de sus publicaciones, que los niños que practican la conocida como «siesta nórdica» son más resistentes a la enfermedad, lo que confirma lo que nosotros sabemos sobre la bioquímica humana. ¿De qué se trata entonces y cuáles son los mecanismos?

Quienes hablan de calorías piensan, de manera ignorante, que el tejido de grasa es un cubo de basura donde va el sobrante que no necesitamos. Sin embargo, nuestras células de grasa no solo almacenan la energía necesaria, labor de por sí muy importante, sino que, además, como ya hemos explicado, son capaces de secretar hormonas que regulan el metabolismo. La más importante es la leptina. Si la resistencia a la insulina se manifiesta años antes de que se diagnostique a una persona como diabética, la resistencia a la leptina se produce antes incluso de la destrucción de la señal de la insulina. Cuando una persona es resistente a la leptina, su hipotálamo no puede regular los procesos metabólicos y, como consecuencia, la tiroides y las hormonas sexuales se ven afectadas. La arritmia circadiana es la primera causa de este malentendido. Esta es la importancia del tejido adiposo. Si lo piensas es un sistema perfecto: el cerebro regula los procesos metabólicos en función del «informe» que recibe del almacén de grasa. Este informe lo entrega la leptina. El cerebro de las personas que tienen resistencia a la leptina y arritmia circadiana no conoce lo que pasa en el cuerpo. Nadie quiere que eso suceda bajo ningún concepto. Hipotiroidismo y obesidad son la siguiente parada. Los puntos se unen solos: la luz artificial mata la leptina y destruye los ritmos circadianos. La luz artificial fuerza a tu organismo a utilizar azúcar y no grasa. La luz artificial da inicio a la diabetes y al resto de las enfermedades de la civilización.

La exposición al frío de la manera que te contaremos es uno de los principales antídotos, uno de los mejores hábitos que puedes crear. ¿Por qué?

Existen fundamentalmente dos tipos de tejido adiposo:

- WAT o tejido adiposo blanco.
- BAT o tejido adiposo marrón (o pardo).

El BAT presenta su color característico debido a su enorme densidad mitocondrial. Nacemos con una enorme cantidad de BAT que perdemos con el paso de los años. La creencia actual es que esta pérdida es natural e irremediable. Sin embargo, esto no es así. Los hábitos modernos y la arritmia circadiana son los culpables. Si bien una persona adulta apenas presenta células de grasa parda en el cuello y la zona del tórax, la exposición al frío restaura la señalización necesaria para una doble acción muy importante:

1. Convierte parte del WAT en BAT.
2. Fuerza al tejido adiposo a movilizar la grasa, muy especialmente la grasa visceral, que en personas que practican los baños con agua y hielo desaparece en tiempo récord. ¿Qué sucede cuando esta grasa altamente inflamatoria desaparece? Se revierten la resistencia a la insulina y la diabetes.

Y así es, la exposición al frío produce termogénesis; es decir, calor. Por eso, en la jerga científica decimos «termogénesis inducida por frío» (TIF). La implantación de un protocolo TIF adecuado podría ser el mejor de los remedios para revertir la diabetes, incluso más efectivo que la dieta baja en carbohidratos.

¿Qué implicaciones tiene el hecho de que parte del tejido adiposo blanco se convierta en marrón y por qué resulta tan importante? Si recuerdas, en el capítulo de las mitocondrias explicamos que utilizábamos los electrones de la comida para producir energía celular. Las mitocondrias pueden dividirse en dos grandes grupos:

- Las mitocondrias acopladas, que utilizan la energía de los electrones para producir mucho ATP y poco calor. Este es el tipo de mitocondrias que se quieren tener en los trópicos y en el ecuador.

- Las mitocondrias desacopladas, que producen menos ATP y más calor. Esto es lo que alguien que vive en latitudes altas, más frías, necesita.

Podemos deducir con facilidad que la especie humana proliferó en zonas ecuatoriales y migró hacia lugares más fríos, hacia Europa. Las mitocondrias de estos aventureros tuvieron que modificar su ADN para producir más calor y menos ATP, y así aumentar las posibilidades de supervivencia en ambientes fríos. El tejido adiposo blanco genera mucho ATP y poco calor. El tejido adiposo marrón es una máquina de producir calor. Sus mitocondrias están, pues, desacopladas. Esto es lo que necesita una persona con grasa visceral y otros problemas metabólicos. El BAT es capaz de acelerar nuestro metabolismo de manera considerable. Para producirlo, hay que exponerse al frío.

Pero no es solo eso. El tejido adiposo marrón se comunica de una manera muy eficaz con el tejido muscular, uno de los órganos más grandes del cuerpo. Las señales que se producen entre ambos tejidos favorecen la utilización de ácidos grasos en el músculo, y contribuyen al restablecimiento del peso corporal.

LOS BENEFICIOS DE LA EXPOSICIÓN AL FRÍO

- Combate la inflamación de cualquier tipo.
- Aumenta los niveles de melatonina y proopiomelanocortina (POMC). Como hemos dicho antes, estas dos moléculas aumentan con la exposición al sol. Este es uno de los mejores ejemplos que tenemos para explicarte que la naturaleza lo tiene todo pensado. En las latitudes frías con poco sol en invierno, el frío y la oscuridad sustituyen la luz solar, con lo que hay consecuencias similares a partir de mecanismos diferentes. Es decir, ¿cómo elevar los niveles de melatonina y POMC? Con sol, pero también con frío. ¿Qué pasa con aquellas

personas que viven en Europa y durante el invierno jamás pasan frío? Cuando sus niveles de vitamina D están bajos y viven bajo luz artificial, pierden todo tipo de protección. Como sucede con el callo solar, el callo del frío debe forjarse. Si se tiene poco BAT, el frío puede hacer enfermar. Estos son hábitos que debemos restaurar. No es casualidad que el frío aumente los niveles de melatonina considerablemente para regular los ritmos circadianos en ausencia de luz durante el invierno. Así, cuando la melatonina está baja, se inhibe la capacidad de la grasa parda de generar calor, mientras que niveles altos de esta hormona son capaces *per se* de incrementar el volumen de tejido marrón. De nuevo, todo está interconectado, lo que demuestra la eficacia de los hábitos que forman parte del proceso de reancestralización.

- Cuanta más obesidad, más WAT y menos BAT. Como el BAT aumenta el gasto energético, la exposición al frío constituye una de las mejores herramientas tanto para prevenir como para tratar la obesidad. Por tanto, el BAT previene la obesidad. ¿Cómo inducir la formación de BAT a partir de WAT? Te lo estamos contando.
- Ayuda a revertir la resistencia a la leptina. De igual manera, también ayuda a restaurar la sensibilidad a la insulina.
- Destruye la grasa visceral.
- Aumenta la capacidad del sistema inmune.
- Eleva la expresión de las proteínas desacoplantes, al igual que la dieta cetogénica. Los deportistas de élite se pueden beneficiar inmensamente de esta práctica, pues el ejercicio intenso produce muchos radicales libres, pero estas proteínas desacoplantes tienen que ver con el mecanismo que produce calor en las células. Cuando los electrones de la comida producen calor a través de estas proteínas presentes en la membrana interna de las mitocondrias, no se generan radicales libres, lo que alivia el estrés.
- Ayuda a combatir una larga lista de enfermedades. La termogénesis inducida por frío combate, además de las enfermedades que hemos

nombrado, la fibromialgia, la enfermedad de Lyme, el cáncer o las enfermedades degenerativas. Por supuesto, alguien debería guiar al enfermo en este proceso, pues no es fácil pasar por él.

Esta es la importancia de la exposición al frío en las zonas del mundo donde hace frío. Por eso hemos titulado este apartado «Exposición al clima». Un ser humano reancestralizado es aquel que, aparte de los otros hábitos que ya hemos mencionado, se expone al clima de la zona en la que vive. Sea frío o calor. Un ser humano reancestralizado tiene muy clara una cosa: la conexión con la naturaleza es lo primero que se debe tener en cuenta. Los climatizadores y las calefacciones son útiles para mayor comodidad en casa. Sin embargo, dedicar un tiempo cada día a disfrutar del clima de manera natural resulta vital.

PROTOCOLO PARA LA TERMOGÉNESIS INDUCIDA POR FRÍO (TIF)

No cabe ningún tipo de duda: de todos los hábitos de los que hablamos en el proceso de la reancestralización, este es probablemente el único desagradable. La adaptación es dura y, por tanto, debe realizarse de manera muy gradual. Hay que tener en cuenta la condición personal, ya que, por ejemplo, una persona delgada con poco tejido blanco que convertir en marrón sufrirá más que aquellas que presentan un exceso de peso considerable. Quizás hay personas con estrés crónico que no terminen de adaptarse. Por eso, lo mejor es aprender antes de actuar o comenzar bien asesorado.

Debes tener en cuenta que el cuerpo humano encuentra el equilibrio a 36,5 grados centígrados. Por tanto, si sumerges tu cuerpo en agua a una temperatura menor, se producirá la termogénesis para tratar de mantener esos grados. El efecto, eso sí, será mucho mayor a temperaturas extremas, pero aquí ya tienes una pista para comenzar con la adaptación: el agua tibia te ayudará a ir poco a poco y surte cierto efecto.

¿Cómo puedes hacer el protocolo?

- Bañera con agua y hielo. Sin duda, la más efectiva y la más exigente. No es apta para todo el mundo.
- Bolsas con hielo en la zona donde se quiera eliminar la grasa que sobra.
- Bolsas con hielo en el pecho y el cuello.
- Duchas con agua fría de, al menos, treinta segundos para empezar. Prometemos que se hace más fácil con el tiempo. Ducharse primero con agua caliente supone una ayuda considerable.
- Salir a la calle (o al balcón) cuando hace frío con poca o ninguna ropa (si la situación lo permite).
- Beber agua fría. Nosotros siempre decimos que una de las recomendaciones con menos fundamento es la de beber agua templada con limón en ayunas, a no ser que el limonero esté a una hora de camino cuesta arriba. Lo que realmente ayuda a acelerar el metabolismo es beber agua muy fría. Es una forma sencilla de comenzar con el protocolo y ciertamente nos sorprendimos al leerlo en la literatura. Añadir el limón es saludable por su contenido en vitamina C y otros micronutrientes, pero no tiene nada que ver con la pérdida de grasa.

EJERCICIO

Para recuperar la buena comunicación con nuestros genes, debemos conectarnos de nuevo a la naturaleza, tal y como ha sucedido durante nuestra evolución. El proceso de reancestralización o descentralización no queda completo sin el ejercicio o el movimiento inteligente del cuerpo. Bien realizado, aporta muchos beneficios, de sobra descritos en la literatura. El movimiento al aire libre resulta imprescindible. Los estudiosos de los cazadores-recolectores que aún viven hoy en día, como los hadza, nos han contado que el único ejercicio de esta tribu consiste en caminar y esprintar cuando van en busca de animales que comer. A pesar de no levantar pesas ni hacer ningún tipo de carrera continua, los hadza están bien musculados, son explosivos. ¿Cuándo ha sido la última vez que has corrido al máximo de tu velocidad? Precisamente, las carreras cortas con mucha aceleración colina arriba son nuestro ejercicio favorito.

Las tribus que aún viven en plena naturaleza, lejos de la influencia de Occidente, no presentan las enfermedades de la civilización. La caza, muy extenuante, es su único ejercicio. Esto pone de relieve la tremenda importancia de hacer deporte al aire libre, con el sol o el frío penetrando a través de la piel. Estas tribus no utilizan cremas ni gafas, están siempre recolectando los electrones de la tierra (*grounding*) y comen exclusivamente los alimentos locales y estacionales que crecen bajo la misma luz que baña sus cuerpos. La ciencia sigue planteando las preguntas equivocadas. No importa cuántos gramos de carbohidratos o de grasas se coman, sino todo lo que te estamos contando: el ser uno con la Madre Naturaleza; fundirse y mimetizarse con ella. Hoy en día, vemos a personas bebiendo batidos de dudoso contenido bajo la luz artificial de los gimnasios. Entrénate al aire libre siempre que puedas, en playas, parques y montañas.

Por supuesto, hay quienes tienen que entrenar en gimnasios por las características de sus objetivos. En estos casos, no debe descuidarse ninguno de los hábitos anteriores o algunos de los que estamos a punto de desvelarte, que implican el uso de la tecnología para luchar contra la tecnología.

Lo cierto es que el ejercicio de pesas o el HIIT (intervalos de muy alta intensidad intercalados con intervalos de descanso) son perfectamente saludables. También la calistenia, que consiste en realizar ejercicios al aire libre con tu propio peso. Esprintar resulta magnífico, como hemos dicho. Estos ejercicios bien realizados simulan el realizado imperiosamente por nuestros antepasados para asegurarse la supervivencia, lo mimetizan o incluso lo mejoran, y ayudan a regular el panel hormonal y los niveles de glucosa e insulina, a la vez que producen cuerpos cetónicos y lactato, los dos combustibles favoritos de las neuronas. Mucha gente se sorprende cuando decimos que el ejercicio es altamente cetogénico. Tras una hora de ejercicio intenso, aunque una persona siga una dieta muy alta en carbohidratos, sus niveles de las llamadas coloquialmente «cetonas» (término bioquímico incorrecto) alcanzan aquellos similares a los que se producen siguiendo una dieta cetogénica o ayunando, al menos durante unos minutos. La ciencia no engaña y hemos aportado pruebas de esto en numerosas ocasiones.

El movimiento inteligente (ejercicio físico) es uno de los hábitos de la reancestralización, sin lugar a dudas. Con él se promueven vías celulares similares a los anteriores. Los beneficios de mover el cuerpo son tan espectaculares que incluso el mero hecho de hacer unas sentadillas con tu propio peso antes de comer o pasear después de las comidas es capaz de disminuir considerablemente los niveles de glucosa e insulina en la sangre, además de mejorar la absorción de las proteínas y otros nutrientes.

BIOHACKING O TRUCOS PARA LA VIDA MODERNA

El *biohacking* es el uso de la tecnología para protegernos de la tecnología. Debes comprender que, para una célula, un simple cristal es tecnología. También es *biohacking* seguir un estilo de vida que nos vuelve a conectar con la naturaleza, que produce señales que nuestras células interpretan de la manera adecuada. Somos conscientes de que no todas las personas pueden irse a vivir a la montaña o a lugares despoblados, ya que la densidad de población es la que dicta el ambiente electromagnético bajo el que vivimos. Mucha gente no quiere abandonar el confort que ofrece la vida en las ciudades o tiene trabajos de oficina o por turnos de los que depende su sustento. Lo cierto es que no todo el mundo puede estar fuera a la hora del amanecer o del atardecer. Por tanto, te vamos a ofrecer una serie de pequeños trucos, sencillos de hacer en medio de la vida moderna o en la convivencia familiar, que, una vez puestos en marcha, supondrán beneficios únicos para tus células.

APLICACIONES ÚTILES

Primero, debes comenzar por descargar dos aplicaciones fundamentales en tu teléfono móvil:

- Circadian: Informa de todo lo que debes conocer acerca del sol en el lugar donde vives. Así puedes saber exactamente el momento del amanecer o del atardecer, o en qué momento están presentes en el cielo las distintas radiaciones solares. Sin duda, nuestra aplicación favorita.
- Dminder: Rastrea el sol e informa exclusivamente sobre la vitamina D. También funciona por geolocalización y te orienta acerca de los niveles estimados en tu sangre en función de tu exposición a la luz UVB.

PROTECCIÓN CONTRA LA LUZ ARTIFICIAL

Probablemente, la luz artificial sea el enemigo número uno de la civilización, pues destruye la melatonina y los ritmos circadianos. Todo el mundo debería tomar las medidas correspondientes para acabar con esta lacra para siempre.

Luz roja

Puedes hacerte una idea de cómo lucen nuestras casas después del atardecer si hablas con uno de nuestros vecinos. Acostumbrados ya, al comienzo dieron rienda suelta a todo tipo de rumores típicos de los pueblos pequeños. Te podrás imaginar. Desde fuera, parecen las casas del mismísimo diablo (¿prostíbulos?).

Cuando nos preguntan cuáles son los beneficios de la luz roja, siempre respondemos lo mismo: el mayor de ellos es que no es azul. Por mucho que se extrañe la gente de que vivamos bajo luz roja cuando cae la noche, lo cierto es que lo mismo debió de sucederles a los habitantes de comienzos del siglo XX al ver cómo la gente comenzaba a instalar luz blanca, en realidad sobre todo azul, en sus casas. Si bien nos costó acostumbrarnos, ahora nos produce un sentimiento de profunda tristeza el constatar que la gente está destruyendo su salud cada día cuando cae la noche.

Nuestros relojes circadianos, entre ellos el del cerebro, se sincronizan con la luz azul, pero no distinguen si el fotón proviene del sol o del fluorescente de la cocina. Sin embargo, estos relojes que dictan el comportamiento de los programas diurnos y nocturnos, especialmente de la autofagia y de la apoptosis mientras dormimos, no detectan la luz roja. Por tanto, iluminar los hogares con ledes de color rojo es una de las mejores decisiones que puedes tomar en la vida. Mucha gente nos pregunta qué tipo de bombillas. Lo cierto es que cualquiera que emita luz roja. Hay muchas tiras led que vienen con un mando a distancia para seleccionar el color que se quiera: basta con darle al rojo. En nuestras casas, hemos cambiado los halógenos del techo, de casquillo GU-10, por unos de color rojo que venden en cualquier almacén eléctrico. De esta manera, iluminamos de rojo las estancias con el interruptor de la luz. No hay que olvidarse de la luz de la nevera: semejante fogonazo nocturno puede acabar con la síntesis de melatonina durante demasiado tiempo. En nuestras casas, la hemos quitado.

Para más información sobre la iluminación nocturna, nuestra comunidad supone un filón.

El fuego

Los seres humanos utilizan la luz emitida por las velas, chimeneas y hogueras desde hace milenios. Por tanto, supone una excelente alternativa a la espantosa luz blanca. De acuerdo que muchas personas no están cómodas con las velas por lo tenue de su luz. Sin embargo, es una de las mejores opciones, pues el fuego emite luz infrarroja, que produce melatonina en nuestras células, como ya hemos dicho. Recuerda que no estamos diseñados para ver después de que el sol se vaya. Como norma general, no deberías ser capaz de distinguir los colores una vez que el sol se pone. Quejarse de poca visibilidad en la noche es antinatural, aunque se haya vuelto una característica del ser humano moderno. Dejamos aquí esta opción como alternativa a la luz roja.

Gafas especiales que bloquean la luz azul

Nosotros las llamamos «gafas de luz roja», porque ciertamente sus cristales, al filtrar cualquier color por encima del naranja (amarillo, verde, azul, añil y violeta) o no dejarlos pasar, son rojos o anaranjados. Nosotros, si no estamos en casa, donde no hay luz blanca, las ponemos en cuanto el sol se va. Incluso hasta se pueden graduar. Sinceramente, creemos que es algo que todo el mundo debería tener. Son muy útiles cuando vamos a casa de amigos, cuando salimos por la noche o cenamos en restaurantes (aunque ya sabes lo que opinamos sobre comer de noche).

Los directores de fotografía de películas y series de televisión nos van a odiar para siempre, pero jamás miramos hacia una pantalla de noche sin el uso de estas gafas. Lo sabemos, ver películas en color rojo puede frustrar, pero la alternativa es la destrucción de los ritmos circadianos y, cuando se conocen las consecuencias, es algo que no se puede dejar pasar. A todo nos acostumbramos. La evolución nunca nos ha preparado para ver películas.

Recuerda que tu piel también tiene receptores de luz azul y que esta luz penetra incidiendo en las capas más profundas y en el tejido adiposo. Por tanto, debes cubrirte con ropa además de usar gafas.

La vida en interiores durante el día y el trabajo de oficina

No existe el menor tipo de duda: cuando una persona sale de casa o de la oficina al aire libre, la sensación de bienestar es inmediata, mucho más si vive en zonas rurales. Dentro de las casas y de los edificios, el aislamiento de la naturaleza es total. Además, con frecuencia, estos espacios están llenos de sustancias tóxicas, producto de los materiales de construcción, y el aire se encuentra enrarecido y pobre en oxígeno. Por tanto, el primer truco consiste en abrir la ventana todo lo que se pueda el máximo tiempo posible. Esto confiere un beneficio doble: los cristales modernos filtran toda luz protectora mientras dejan pasar todas las frecuencias azules. Una vez abierta la ventana, permitimos que el espectro del sol al completo penetre en la estancia, aunque no nos esté dando directamente.

Por supuesto, en la oficina resulta clave proteger nuestros ojos de la luz que emiten los teléfonos y las pantallas de los ordenadores. Las gafas de luz roja bloquean la luz azul y se convierten en una posibilidad efectiva. Otra opción es un *software* que ponga la pantalla en rojo bloqueando la emisión de las frecuencias azules. Al tiempo de escribir estas líneas, Iris Tech es la mejor opción. La alternativa gratuita es F.lux, aunque es menos efectiva. Para los teléfonos móviles, existen ciertas aplicaciones que ponen la pantalla de color rojo. En los ajustes de los teléfonos Apple, encontramos la opción para hacerlo sin instalar ninguna aplicación. En nuestra página web, indicamos los pasos que han de seguirse, pues no es sencillo de explicar.

Por supuesto, siempre que se esté fuera, al aire libre, ninguna de estas protecciones es necesaria, pues el sol contiene el antídoto a las luces emitidas por los dispositivos. Por eso, nosotros estamos escribiendo este capítulo con el ordenador portátil al aire libre. El *grounding* incrementa el efecto protector.

Si trabajas en una oficina y te lo puedes permitir, deberías salir cada hora durante cinco minutos al aire libre. Mirar al cielo aporta enormes beneficios. El primero de ellos es sincronizar los relojes celulares de manera precisa. Se conoce como *sungazing* al hecho de mirar directamente al sol. Esta puede ser una práctica efectiva, pero peligrosa si no sabes cómo hacerlo. Además, se practica exclusivamente en el momento del amanecer y en el atardecer. Mirar al cielo se empieza a conocer como *skygazing* y es perfectamente seguro.

Por otro lado, existen ciertos dispositivos de luz infrarroja y roja (NIR/red en inglés) que resultan una maravilla para la vida en interiores o en la oficina si consigues convencer a quienes trabajan contigo de usarlos. Estos aparatos emiten justo lo que filtran los cristales y, por tanto, reconstruyen una parte importante del espectro del sol en la estancia. Precisamente, las frecuencias protectoras. Hablaremos de ellos un poco más adelante.

TRABAJO POR TURNOS

La literatura científica lleva años señalando una cruda realidad: los trabajadores por turnos tienen los ritmos circadianos completamente destruidos y su riesgo de contraer las enfermedades de la civilización es enormemente superior a la media de la población. Esto no debe ofender a nadie, pues es la constatación de una realidad y, como tal, no se puede negar o esconder. Es lógico y necesario preocuparse, pues es el primer paso para tomar las precauciones consecuentes.

Esto también afecta a quienes han decidido dormir de día y vivir de noche. La música fue nuestro modo de vida durante dos décadas y solo en retrospectiva somos capaces de comprobar el daño que hemos hecho a nuestro cuerpo. La muerte de Jéssica fue el suceso que lo cambió todo, un hermoso sacrificio por el que comenzamos cada día honrando su vida, su proceso y su muerte, iluminada por la serenidad que aparece en los momentos duros, llena de una dignidad aplastante. Mientras que la oncología calificó su enfermedad bajo la etiqueta de «mala suerte», no lo fue. La vida nocturna y las pantallas irradiantes de luz tóxica, que eran parte importante de nuestro trabajo en el estudio de grabación, no dan mala suerte, y afirmar algo así supone un profundo desconocimiento de cómo funcionan los ritmos biológicos y la melatonina como antioxidante y reguladora de los procesos alterados en el cáncer (autofagia y apoptosis). Nadie nos lo había dicho. ¿Mala suerte? Muchos médicos no son dignos de ejercer su sagrada profesión.

La primera de las soluciones si trabajas por turnos es cambiar de trabajo. Si no puedes, entonces trata de aplicar todos y cada uno de los hábitos de la reancestralización que hemos explicado en este capítulo. Tu salud está en juego. Si te has hecho con este libro, mereces que te cuenten la verdad y no medias tintas. La situación es complicada y cualquier protección resulta vital. Además, debes usar gafas de luz roja en tu trabajo nocturno. Esto es absolutamente imprescindible.

Los estudios muestran que las personas con los ritmos circadianos destruidos pueden recuperarlos rápidamente con una inmersión total en la naturaleza. Ir de camping es la mejor de las ideas, sin tecnología. Piensa en días brillantes y noches estrelladas bajo el fuego. Ahí recuperarás la nostalgia del ser y el contacto con lo salvaje, y con ello tus ritmos circadianos.

VIAJES

Los animales salvajes sobreviven y prosperan en su hábitat. Muchos de ellos migran buscando alimento y mejores condiciones. Uno de los grandes problemas al que nos enfrentamos los seres humanos es que nuestros medios de transporte son antinaturales.

Los aviones comerciales vuelan en las zonas más altas de la troposfera, donde el aire es menos denso, por lo que alcanzan velocidades más elevadas y consumos más bajos. Esta zona está libre de fenómenos meteorológicos violentos y también de aves, que pueden provocar accidentes graves. Sin embargo, la protección de la atmósfera no es en absoluto óptima, lo que nos deja expuestos a una mayor radiación, completamente antinatural para nosotros. Por si fuera poco, nos hacen pasar por escáneres en los aeropuertos, que aumentan nuestros niveles de exposición a radiaciones nocivas. Finalmente, quizá aterricemos en un lugar del planeta con un cambio horario lo suficientemente elevado como para alterar nuestro ritmo circadiano, lo que produce el famoso *jet lag*.

Ante tal panorama, cualquier precaución para minimizar el daño es poca. A riesgo de parecer extravagantes, lo mejor que podemos hacer es descalzarnos de inmediato en el lugar de destino, incluso en la pista de aterrizaje si fuera posible. El *grounding* no solo es el mejor antídoto contra la posible inflamación, gracias a los electrones que recolectamos de la Tierra, sino que además minimiza el *jet lag* de manera sorprendente. ¿Será el propio planeta informando a tus células de un modo sutil, en un lenguaje que no comprendemos con nuestra mente, de las condiciones del nuevo lugar? Lo cierto es que muchísimas personas han reportado los beneficios de conectarse a la tierra tras un largo viaje. Por supuesto, la enorme radiación presente en altura va a deshidratar todas tus células y mitocondrias. No comer nada en el avión y llevar una alimentación estrictamente cetogénica antes del viaje, rica en grasas animales y aceite de coco, es una excelente idea. Durante el vuelo, debes beber agua de manera abundante. Recuerda que la luz del sol y el infrarrojo y rojo de los dispositivos sobre los que estamos a punto de hablar hidratan tus mitocondrias y células y remodelan su agua, ampliando la zona de exclusión, tal y como hemos contado en el capítulo 5.

Los viajes largos en coche no mejoran las condiciones del viaje en avión. Es más, si tienes dudas es mejor el avión. ¿Por qué? Ante una misma distancia, el viaje dura muchísimo menos. Pero esto no es todo. Casi nadie sabe que el rodamiento de las ruedas y las revoluciones del motor crean campos magnéticos que no son una buena noticia para las células. A tenor de nuestra experiencia y de los datos que hemos revisado, quienes se suben a un coche diariamente para ir y volver al trabajo durante varias horas pueden tener ciertos parámetros alterados en la sangre, lo que pone de manifiesto el estrés al que están sometidos. Los cristales del coche producen un ambiente tóxico de luz dentro del habitáculo. Seguramente has visto alguna noticia sobre camioneros afectados en la parte de la cara cercana a la ventanilla. No es el sol, como muchos sugieren, sino el propio cristal que filtra las ondas protectoras (infrarrojo y rojo) y deja pasar todo el azul. Por tanto, si haces viajes largos en coche, resulta fundamental bajar la ventanilla (pese a que aumenta el consumo de combustible), hidratarse, no comer carbohidratos y parar con frecuencia para descalzarse y recibir el espectro completo del sol. ¿Alguna vez te has planteado por qué un viaje largo en coche resulta tan cansado, aunque no conduzcamos, a pesar de que vayamos sentados o durmiendo? ¿Alguna vez has llegado al destino en estado de extenuación? Aquí tienes las causas. Aplicando estos sencillos trucos minimizarás el daño.

DISPOSITIVOS DE TERAPIA DE LUZ NIR/ROJA

La ciencia detrás de las lámparas de luz que emiten en el infrarrojo cercano (NIR) y en el rojo tiene su origen en el trabajo de Finsen, de quien hemos hablado en el capítulo 4. En 1893, aisló a ocho enfermos de viruela en recintos oscuros y, utilizando filtros de ciertos materiales de color rojo, dejó pasar las ondas caloríficas (infrarrojas) de los rayos del sol haciéndolas incidir en las lesiones de la piel de sus pacientes con excelentes resultados. Dos siglos atrás, el poder curativo del sol era conocido por los grandes profesionales. Como ya sabes, estas frecuencias solares, menos energéticas pero más abundantes cuando te expones bajo un día soleado, incrementan la producción de ATP o energía celular en las mitocondrias, a la vez que aumentan la zona de exclusión. Es decir, las baterías que componen el 30% de tu peso corporal.

Como consecuencia, hoy en día se pueden adquirir ciertos dispositivos que emiten exclusivamente estas frecuencias. Se trata de luz artificial saludable para luchar contra la luz artificial tóxica, buena tecnología para combatir la mala tecnología. Si tu presupuesto lo permite, elige bien la lámpara. No solo tiene que estar bien diseñada para evitar la emisión de frecuencias electromagnéticas no deseadas y el *flicker* o parpadeo no visible al ojo humano, que causa demasiados problemas, sino que debe presentar las características requeridas para el uso que le quieras dar. En nuestra web, hay mucha más información, pero básicamente te proponemos varias opciones:

· Si tienes una enfermedad que resolver o una lesión de la que recuperarte, una lámpara realmente potente hará el trabajo. Te aseguramos que miles de deportistas de élite las utilizan diariamente en sus casas, especialmente para evitar lesiones. Existen miles de estudios científicos que demuestran la utilidad de estos dispositivos para combatir casi cualquier enfermedad o recuperarte de las lesiones. Recordamos que la primera vez que profundizamos sobre la luz NIR/roja artificial, encontramos un estudio donde se utilizaron para tratar exitosamente el hipotiroidismo.

- Si tu objetivo es aportar a tu hogar estas frecuencias que filtran tus cristales para devolver a las estancias un espectro más parecido al del sol, una lámpara básica, menos potente, hará un gran servicio.
- Si quieres una luz roja por la noche, los modelos más básicos dentro de cada marca son más efectivos. Haz que apunten a rincones o paredes, pues como iluminación resulta molesta a los ojos.
- Si quieres mantenerte saludable, hidratar tus células y aumentar la potencia de las baterías de tu cuerpo, compra el modelo más potente que puedas permitirte.

Las saunas de infrarrojos, que parten del mismo principio, son una opción excelente si están bien construidas y no añaden radiaciones electromagnéticas no deseadas.

Haremos una predicción: mientras haya dispositivos que emiten luz UVA y UVB en el mercado, en los próximos años viviremos una explosión de marcas que venderán lámparas ultravioleta. Fantaseamos con un producto que active o desactive de manera automática las frecuencias solares conforme aparezcan y desaparezcan en el cielo, en el lugar del planeta donde se utilice. Así, durante el mediodía solar, iluminarán hogares y oficinas con las frecuencias más importantes del sol, incluyendo la generadora de vitamina D, la ultravioleta B. Si quieres utilizar ya alguna de estas lámparas emisoras de UV, recomendamos no usarlas nunca en un momento en que no haya esta luz en el cielo para no estropear los ritmos circadianos. Por suerte, la luz NIR/roja siempre está presente en el sol.

Dosis de realidad: nada que invente el ser humano podrá sustituir al cien por cien a la naturaleza. Por tanto, nosotros solo utilizamos la tecnología cuando no nos queda más remedio.

AGUA

El agua es uno de los pilares de la vida humana, y consumimos muchos litros cada semana. La calidad del agua que bebes puede marcar la diferencia entre la salud y la enfermedad. El 21 de marzo de 2022 se publicó un informe en la página oficial del Gobierno del Reino Unido en el que concluyeron que añadir fluoruros al agua potable podría reducir significativamente la caries en niños. Es decir, reconocen que añaden fluoruros al agua que beben los ingleses y aseguran hacerlo por el bien de la población, aunque sabemos que hay más países en los que ocurre lo mismo.

En el momento del nacimiento, los humanos somos 75% agua. En el momento de la muerte, a una edad avanzada, el agua solo supondrá el 50-55% de nuestro peso. Esto quiere decir que agua y salud están intrínsecamente unidas. Ahora que estás llegando al final del libro sabes por qué. El agua soporta la red de comunicación celular y forma la zona de exclusión necesaria para soportar las reacciones químicas del cuerpo. Su constante dieléctrica es 78; es elevada y debe serlo, pues este número cuantifica la capacidad de un material para acumular carga eléctrica y, por tanto, energía. Sin embargo, el flúor aniquila la constante dieléctrica del agua, por lo que disminuye la zona de exclusión, además de limitar la capacidad de absorber luz. Los fluoruros del agua son ladrones de electrones que debilitan al ser humano, muy especialmente si vive bajo la luz artificial y otras frecuencias electromagnéticas artificiales. Tu trabajo es recolectar electrones, no perderlos como un colador. Ahora estás comenzando a ver la vida de otra forma, estás despertando a una realidad diferente, lejos del sueño promovido por farmacéuticas y Gobiernos.

El consejo de los dirigentes británicos para evitar la caries es dañino y perturbador. La caries no existe si practicas los hábitos de la reancestralización. Las bacterias buenas de la boca quedan protegidas con el sol y la alimentación. No necesitas más, no necesitas pasta de dientes ni agua con flúor. Está claro que nos quieren enfermos. No nos podemos fiar del agua del grifo. Por tanto, ¿cuál es la solución?

El agua de los glaciares de alta montaña es el sueño de tus células. Conseguirla no es fácil, pero debes saberlo. El agua natural de los manantiales es nuestra siguiente opción. El agua con gas embotellada en cristal (los BPA de los plásticos y otros disruptores endocrinos también disminuyen la constante dieléctrica del agua) puede resultar cara para muchas familias, pero es muy saludable. Sin embargo, la mejor inversión es un filtro de ósmosis inversa de cinco etapas para beber el agua de tu grifo. Cada vez más baratos, filtran todo lo indeseable , pero también los minerales que nos nutren. En nuestro caso, nuestra nutrición es lo bastante rica en estos micronutrientes como para que beber agua desmineralizada produzca un efecto no deseado, pero, si esto te preocupa, puedes añadir un chorro de agua de mar debidamente filtrada.

REFLEXIONES FINALES

La vida moderna ha convertido nuestro ambiente en una pecera altamente contaminada. Los seres humanos, salvajes durante milenios, hemos sido domesticados y desnaturalizados, arrancados de nuestra esencia. La reancestralización es el proceso necesario para recuperar la salud. Si los Gobiernos y las grandes corporaciones han corrompido nuestro ambiente en favor de sus intereses, hoy disponemos de la tecnología necesaria para devolver a nuestras células al ambiente al que se adaptaron.

Mientras escribimos este libro, estamos en contacto con personas que han diseñado nanotecnología que convierte las ondas electromagnéticas artificiales emitidas por antenas, teléfonos móviles y demás dispositivos en otras completamente inocuas con el objeto de proteger nuestros hogares y nuestro cuerpo. A partir de ahora, comenzaremos a compartir en nuestras redes toda la información necesaria para devolver el poder a la gente. Debes ser capaz de decidir sobre el ambiente en el que deseas vivir. Debes ser capaz de protegerte a ti y a tu familia, y escapar así de las decisiones que otros toman sin consultarte y que atentan contra tu salud. Hay quien decide comprar una casa con el fruto de su trabajo por temor a que, en cualquier momento, alguien coloque una antena en un punto del paisaje que eleve la radiación en el lugar donde duerme, hasta el punto de arruinar sus programas nocturnos de mantenimiento y reparación. Por fortuna, el ingenio de personas realmente increíbles es superior a la codicia de los vampiros que pretenden gobernar nuestras vidas como verdaderos succionadores de energía.

Los tres pilares sobre los que se sustenta la salud humana son la luz, el agua y el magnetismo. Por tanto, recuerda lo siguiente:

- Sol.
- *Grounding.*
- Agua limpia sin fluoruros.
- Alimentación natural.
- *Biohacking.*

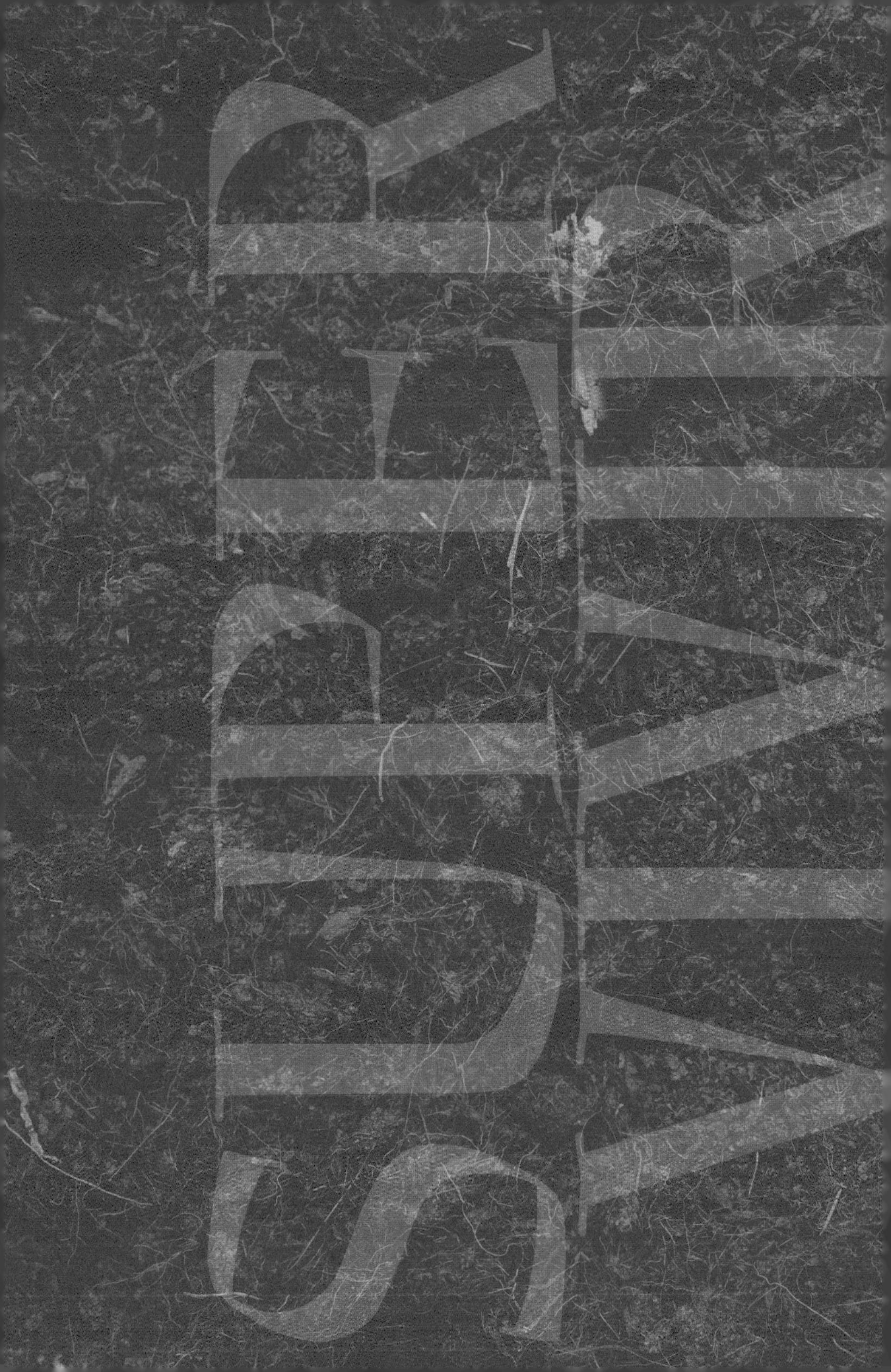

CAPÍTULO 9

SUPERVIVIR

EL HOMBRE SIN PREOCUPACIONES

Un rey está muy preocupado. Se dice a sí mismo: «Si yo, que soy el rey, tengo tantas preocupaciones, todo el mundo ha de estar preocupado. ¿Habrá en mi reino alguien que no tenga ninguna preocupación?». Envía a sus mensajeros para averiguar si existe un hombre así y le comunican que, efectivamente, hay uno. El rey pregunta: «¿Cómo? ¿De qué vive?». El mensajero le responde: «Cada día gana seis monedas y con ellas se paga una buena comida. Es un hombre feliz». Exclamando que no es posible, el rey se disfraza de mendigo y se dirige a la casa del hombre. Lo encuentra comiendo, y este, amablemente, lo convida a compartir el ágape. El rey acepta y, mientras dan buena cuenta de la comida, aprovecha para preguntarle:

—¿Cómo te ganas la vida?

—Es muy sencillo. Arreglo lo que está roto. Relojes, cuchillos, cualquier cosa. Así me gano la vida.

El rey regresa a toda prisa al palacio y promulga un edicto para todo el reino en el que estipula que nadie puede llevar a reparar un objeto roto. Está obligado a comprar uno nuevo. Al día siguiente, el hombre feliz se encuentra con que no tiene ningún cliente. Nadie le entrega nada para que lo repare. Sin preocuparse lo más mínimo por ello, el hombre se encuentra en el camino con un anciano que está cortando madera. Le dice:

—Este es un trabajo muy duro para usted, ¿quiere que lo haga yo en su lugar?

El anciano acepta y le entrega seis monedas a cambio del trabajo. El hombre feliz paga así una buena comida cuando, en ese preciso momento, aparece el rey.

—¿Cómo has hecho para pagarte esta comida?

—Es muy sencillo. He cortado leña para alguien.

El rey regresa a su palacio y ordena que cualquiera que corte leña para una tercera persona sea castigado. Al día siguiente, el hombre feliz va a buscar trabajo como leñador pero nadie acepta sus servicios. Llega a unos establos y le propone limpiárselos al propietario. Este acepta. El hombre se pasa el día limpiando establos, y por la noche ya ha obtenido seis monedas, que le permitirán pagarse una buena comida. Cuando el rey lo averigua, ordena que todos los propietarios de establos han de limpiarlos ellos mismos; si no, serán castigados.

Al día siguiente, nuestro hombre no encuentra ningún trabajo, pero no se descorazona. Viendo a un grupo de hombres que hacen cola, se une a ellos. Estos hombres van a enrolarse como mercenarios para el rey. Cuando llega su turno, firma un contrato y le entregan una espada; a cambio, él exige que cada día le paguen seis monedas. Los reclutadores aceptan. La misma noche recibe su salario y se paga una buena comida. Llega el rey y le pregunta:

—¿Cómo has hecho para pagarte esta comida?

—Estoy en el ejército. Me pagan seis monedas diarias.

El rey regresa a su palacio y ordena que no paguen a los soldados hasta que él lo diga. Al día siguiente, este hombre no recibe su salario. Le explican que se irá acumulando y le pagarán más adelante. Entonces, él se las arregla para conseguir seis monedas y comprar comida.

Como de costumbre, el rey llega vestido de mendigo a su casa y le dice:

—¿Cómo has hecho para pagarte esta comida?

—Te voy a contar un secreto. He cortado mi espada a trocitos y he vendido una parte a cambio de seis monedas. Cuando me paguen, como sé repararlo todo, repararé mi espada. Así es como lo he hecho. Además, para que nadie se dé cuenta, he puesto una de madera en lugar de la de metal.

El rey regresa al palacio. Hace ir a un prisionero y le dice:

—¡Lo condeno a muerte! ¡Que le corten la cabeza! ¡Id a buscar al soldado que os diré y que él mismo ejecute la sentencia!

Cuando llega el hombre feliz, el rey le dice:

—Soldado, ¡córtale la cabeza a este prisionero!

El hombre palidece y dice:

—Pero, majestad, ¡yo nunca he matado a nadie! Quizá este pobre hombre es inocente... ¿Cómo voy a saber si es culpable o no? ¡No se puede destruir una vida que Dios ha hecho!

—¿Eres un soldado o no?

—Sí, soy un soldado.

—Entonces, córtale la cabeza, ¡mátalo!

El hombre se pone de rodillas y exclama implorando al cielo:

—¡Dios mío, tú que eres el rey de reyes, muestra con tu poder si este hombre es culpable o no! Si es culpable, ¡déjame cortarle la cabeza! Si no lo es, ¡transforma mi espada en una espada de madera!

Entonces, desenvaina la espada y... ¡es de madera! Todo el mundo exclama: ¡Milagro! El rey no puede hacer nada y le dice al hombre:

—Realmente eres un hombre que confía en Dios.

El hombre sin preocupaciones tenía habilidades, sabiduría y humildad. Esto le sirvió para encontrar mejores soluciones a medida que la dificultad se acrecentaba, y logró sobreponerse a reglas injustas impuestas de manera arbitraria por un tirano que acabó por rendirse a la evidencia de que un hombre descentralizado es ingobernable.

Paso a paso, acción tras acción, siempre en la dirección correcta, se puede lograr. Una comunidad de personas con un mismo objetivo sienta las bases para conseguir cualquier cosa que se proponga. Entre todos podemos ayudarnos a elegir bien las herramientas y los hábitos adecuados para desarrollar una vida plena. Aunando esfuerzos, conocimientos y experiencias hacia una misma meta, el viaje valdrá la pena.

> Si quieres ir rápido, ve solo. Si quieres llegar lejos, ve acompañado.
>
> PROVERBIO AFRICANO

Nuestros antepasados luchaban día a día en condiciones adversas, a las que tuvieron que adaptarse para sobrevivir, pero estas hicieron que, a lo largo de miles de años, se forjaran nuestros genes. La exposición al frío, los ayunos involuntarios, la exigencia física que la caza y las labores más básicas de existencia requerían, las limitadas condiciones higiénicas y los escasos conocimientos para tratar los diversos traumatismos e infecciones que podían llegar a padecer sin duda ayudaron.

Fuera de toda duda, por resultar ineludibles, quedaban el alimento natural, un ambiente libre de contaminación, el contacto estrecho con la naturaleza y el respeto a los ritmos circadianos, pues recibían permanentemente la luz de un sol al que acabaron adorando porque entendían —mucho mejor de lo que se hace ahora— que es dador de vida y que toda criatura de este planeta está sometida a sus leyes (aunque algunas culturas lo llevaran al extremo absurdo de sacrificar vidas humanas como ofrenda).

Con el invento de la máquina de vapor en una Inglaterra de finales del siglo XVIII, en la época de la Revolución Industrial, se da origen al desarrollo de las industrias y a una agricultura a gran escala en la que ya no se requiere del esfuerzo físico de personas ni de animales. Este acontecimiento, en apariencia inocente, desencadenó una migración masiva del campo a las ciudades, en las que se encontraban las numerosas fábricas que se fueron creando, con el consiguiente cambio drástico en el estilo de vida del ser humano promedio. El uso generalizado de la electricidad en fábricas y hogares, a principios del siglo XX supuso la estocada final a unas condiciones de vida ancestrales. En apenas doscientos años —menos del 0,1 % del tiempo que llevamos en este planeta como especie—, la humanidad ha evolucionado tecnológicamente más que en ese otro 99,9% de nuestra estancia aquí, de lo que derivan todo tipo de consecuencias, no siempre para bien, como lamentablemente podemos comprobar hoy en día.

La luz y las frecuencias electromagnéticas artificiales emitidas por los numerosos dispositivos electrónicos cada vez más intrusivos —a los que estamos expuestos en todo momento y de los que nos hemos hecho en gran medida dependientes—, las salvajes alteraciones perpetradas contra nuestro ecosistema en diferentes planos, el sedentarismo casi siempre en interiores con una gran pantalla led de fondo, la comida moderna —en la que el azúcar, las harinas y los diferentes procesados conforman el perfil nutricional de la población—, las redes sociales mal utilizadas como válvula de escape y en horas especialmente críticas —como la de acostarse—, la burbuja térmica en la que nos hemos aislado tan exageradamente acumulando días tibios, de esos que no recordarás cuando el sol de tu horizonte se ponga, entre otros muchos factores, están propiciando un aumento exponencial de las enfermedades de la civilización nunca antes padecidas: diabetes, cáncer, enfermedades cardiovasculares y autoinmunes, trastornos de ansiedad y de sueño, que, lejos de revertirse, se están convirtiendo en la verdadera epidemia de nuestra sociedad, y no así aquellas sobre las que tratan de poner el foco a toda costa los estratos de poder que gobiernan el mundo, por intereses que nada tienen que ver con nuestra salud y sí con el control poblacional y el lucro personal, a la vista de las aberrantes medidas adoptadas para «controlar» las crisis de salud pública que en ocasiones surgen o hacen surgir. No conviene fiarse de quien trata de apagar una vela y porta una antorcha.

Subsistimos bajo estas condiciones de precariedad aun cuando las estadísticas de esperanza de vida se muestran alentadoras con el paso de los años. No deberíamos conformarnos con una longevidad mal entendida, con una longevidad mediocre o, exagerando, con una larga vida en estado semivegetativo. Contamos con los recursos necesarios para volver a tomar las riendas de nuestra salud, respetando el orden natural de las cosas, a la vez que podemos servirnos de la tecnología, con el adecuado conocimiento y actitud, para combatir los efectos perniciosos que ella misma nos provoca.

El ser humano antiguo sobrevivía. El moderno subsiste. A nuestro alcance tenemos la capacidad de supervivir.

EL VERDADERO SIGNIFICADO DE SUPERVIVIR

Supervivir implica sobrevivir a la muerte de otra persona o pasar por un determinado suceso que haya puesto tu vida en peligro. También vivir con escasos medios o en condiciones adversas y, aun así, perdurar. Así que hemos decidido apropiarnos de este término y ponerlo como título del libro, porque tenemos la certeza de que la humanidad ha avanzado desde el punto de vista tecnológico, pero de tal forma y en tan corto período que apenas estamos empezando a vislumbrar las desastrosas consecuencias que está teniendo de manera directa para nuestra salud y para la de nuestro entorno, lo cual influirá a su vez en nosotros, pues retroalimenta una situación nada deseable. Necesitamos urgentemente perseguir un cambio de mentalidad o metanoia para no perdernos en este nuevo mundo creado de la nada, como recién sacado de una chistera, que parece estar volviéndose contra nosotros mientras nos acercamos peligrosamente al mundo distópico que una sociedad alienada posibilita.

No podemos conformarnos con subsistir de cualquier manera, sacrificando nuestra calidad de vida en el mejor de los casos, dejándonos llevar por unas condiciones a las que no hemos tenido el tiempo suficiente para adaptarnos evolutivamente hablando (pues dicha adaptación requeriría miles de años). Sin embargo, sí que podemos actuar y realizar pequeñas modificaciones en nuestro día a día (o grandes en caso de que la situación se haya vuelto insosteniblemente crítica) para tratar de paliar el devastador efecto de este nuevo ambiente en el que nos vemos obligados a coexistir. Desde un punto de vista global, para la humanidad el cambio ha sido drástico. Sin embargo, el problema radica en que para quien nace en este entorno y se desarrolla en él, no lo es. Lo siente como suyo y lo normaliza, perpetuando así la enfermedad. Y es que es posible que los seres humanos hayamos desarrollado la enfermedad por haber perdido la habilidad de determinar la idoneidad del medioambiente en el que nos desenvolvemos.

En tiempos pasados, resultaba imposible ir en contra del diseño. Ahora, la vida moderna no solo lo permite, sino que lo demanda, desplazando al mundo analógico tal y como lo conocíamos (nuestros antepasados en su plenitud) hasta casi su extinción. Es el precio que debemos pagar por mantener un concepto equivocado de lo que significa evolucionar, por tratar de aprender a golpes, por no elegir prevenir antes que curar, por no elegir curar antes que aliviar, por no elegir bien.

En el cuento de la lechera, una joven con un cántaro repleto de leche va haciendo planes detallados de cómo mejorará su vida con el dinero que espera conseguir con su venta. Tan distraída y absorta se encuentra con sus ensoñaciones que tropieza con una piedra, por lo que suelta el cántaro, que se estrella contra el suelo y se rompe en mil pedazos derramando su preciado líquido.

Algo así puede que nos esté pasando. Quizás estemos preparando un futuro potencialmente mejor, pero en el que, paradójicamente, no vamos a ser bien recibidos para disfrutar por culpa de estar siguiendo unos intereses equivocados, cegados por una ambición desmedida y aplicando el nuevo conocimiento sin control. Quizás las generaciones futuras (muy futuras) consigan adaptarse de forma adecuada a los nuevos tiempos cuando estos terminen por consolidarse. Nosotros, que podríamos considerarnos la generación del punto de inflexión, no deberíamos bajar los brazos o hacer oídos sordos a esta nueva realidad para acabar asumiendo el papel de mártires, víctimas de los daños colaterales que tan notoriamente estamos padeciendo con una preocupante resignación.

Tenemos que ser inteligentes y aprovecharnos de la tecnología sin llegar a perder nuestra esencia, aquello que nos define como especie, a fin de asumir el cambio sin que sea a peor. Para ello, debemos entender

Supervivir como un estilo de vida evolucionado en el que desarrollar todo el potencial para el que nos han diseñado mediante un proceso de reancestralización, de vuelta a nuestro origen, pero teniendo en todo momento presentes las oportunidades que también la vida moderna pone a nuestro alcance, *hackeando* nuestro sistema para eliminar el nuevo virus.

El concepto de *biohacking* parece imponerse con autoridad y con todo el sentido en esta forma de entender la existencia. Se aplica para minimizar el daño y optimizar el rendimiento a todos los niveles: mental, cognitivo y físico, a través de herramientas como la luz roja, ciertos suplementos, elegir bien el lugar de residencia y el destino de las vacaciones, con duchas frías, con una alimentación cetogénica natural y bien formulada, etc.

Está claro que no todo el mundo tiene la posibilidad de huir hacia delante o no quiere hacerlo. De retirarse del mundanal ruido de la civilización moderna y del alcance de su onda expansiva a los paraísos naturales que, sorprendentemente, aún existen en un entorno más o menos cercano. De seguir una vida contemplativa de desarrollo personal y comunión con la naturaleza. De sentir y cuidar su cuerpo y ser más consciente del lugar que ocupa en el cosmos. De querer a los suyos (ampliando este círculo al fallo) de una manera sana. De evadirse siempre de todo lo que le resta. De reancestralizarse por completo.

Sin embargo, puede y debe hacerse también estando en primera línea de batalla, en el ambiente en el que respira, suda, pervive y, en demasiadas ocasiones, se pervierte el ser humano moderno..., pero siempre parapetado en una trinchera ideal. Se pueden mejorar las condiciones en el trabajo, en el entorno, en casa, en la medida de lo posible y con los medios con los que se cuente; adquirir los hábitos saludables que hemos expuesto aquí y algunos otros que seguramente hayamos pasado por alto, pero que quizás tú hayas experimentado y te ayuden en tu proceso. Cualquier pequeño gesto en la dirección adecuada sirve. Esconder la cabeza en el suelo y eludir la responsabilidad que tienes contigo implica vivir de rodillas, implica dejarse llevar sometiéndose de manera implacable a la ley del accidente, que no suele mostrar piedad con quien decide jugarse el futuro a los dados.

Tan solo haciendo habitual lo deseable, y ocasional lo que no lo es, recobraremos nuestra salud. Esto es exactamente lo contrario de lo que estamos haciendo ahora.

Esperamos que este concepto haya resonado dentro de ti como lo ha hecho en nuestro caso y que produzca el cambio de mentalidad o metanoia tan necesario para volver a poner las cosas en su sitio, en el lugar al que pertenecen y, así, supervivir de una manera grandiosa, plenos de salud física, mental y emocional.

«El universo está hecho de historias, no de átomos», sostenía la activista y poeta Muriel Rukeyser. Y, aun creyendo entender a qué se refería, cada vez tenemos más presente que basta con prestarle la debida atención al mundo atómico para darse cuenta del inagotable filón de historias fascinantes que se están revelando..., aunque tan solo sean las dos primeras gotas de agua de una temporada de lluvias que, con toda seguridad, se avecina.

Lo de arriba es como lo de abajo para realizar el milagro de la cosa única.

AGRADECIMIENTOS

Tenemos demasiado que agradecer y poco espacio aquí para ello. Hay veces que resulta preferible dar la cara y hacerlo en persona con quienes, de una manera u otra, nos habéis facilitado el camino para que esta obra viese la luz. Así lo haremos.

Queremos creer que quienes ya no están no necesitan saber todo lo que han significado en nuestra existencia y lo mucho que nos han influido. Han trascendido. Los tendremos siempre presentes.

Así que reservamos este espacio para ti que nos lees, aunque quizá nunca lleguemos a conocerte, por haberte atrevido, con la mente abierta, a tratar de entender la realidad desde un punto de vista diferente al tuyo, desde el nuestro. Por mirar desde otra perspectiva una misma realidad para adquirir una mayor comprensión. Por hacer con ello un mundo mejor, más empático y tolerante, pero con criterio propio. Eso es lo que haces cuando te enfrentas con la actitud adecuada a una obra nueva, de cualquier estilo, de cualquier autor. Quizás, después de todo, sí que te conozcamos un poco y nos parezcamos más de lo que pensamos. Esperamos haber alimentado, de alguna manera, el mundo de tus impresiones. Sea así o no, gracias sinceras por regalarnos el más preciado de tus recursos: tu tiempo.

Queremos despedirnos compartiendo de nuevo contigo nuestra oración favorita a la hora de sentarnos a la mesa para recibir el alimento ordinario:

Toda la vida es una y todo lo que vive es sagrado.
Las plantas, los animales y el hombre,
todos deben comer para sobrevivir y nutrirse unos a otros.
Bendecimos las vidas que han muerto para darnos esta comida.
Comamos y vivamos conscientemente,
resolviendo, por medio del trabajo,
pagar la deuda de nuestra existencia.
Así sea.

ÍNDICE CONCEPTUAL

REFERENCIAS BIBLIOGRÁFICAS

Si después de haber leído estas páginas quieres ampliar cualquier información, consulta nuestra web: comunidad.carlosstro.com, en ella encontrarás todas las referencias científicas del libro y mucho más.

CARLOS y RICARDO STRO